MIX
Papier aus verantwortungsvollen Quellen
Paper from responsible sources
FSC® C105338

Golsa Enayatpour

Patientenerwartungen an Prämedikationsgespräche

Kann die Narkoseaufklärung präoperative Ängste reduzieren?

disserta Verlag

Enayatpour, Golsa: Patientenerwartungen an Prämedikationsgespräche. Kann die
Narkoseaufklärung präoperative Ängste reduzieren?, Hamburg, disserta Verlag, 2016

Buch-ISBN: 978-3-95935-274-1
PDF-eBook-ISBN: 978-3-95935-275-8
Druck/Herstellung: disserta Verlag, Hamburg, 2016
Covergestaltung: © Annelie Lamers

Bibliografische Information der Deutschen Nationalbibliothek:
Die Deutsche Nationalbibliothek verzeichnet diese Publikation in der Deutschen
Nationalbibliografie; detaillierte bibliografische Daten sind im Internet über
http://dnb.d-nb.de abrufbar.

Das Werk einschließlich aller seiner Teile ist urheberrechtlich geschützt. Jede Verwertung außerhalb der Grenzen des Urheberrechtsgesetzes ist ohne Zustimmung des Verlages unzulässig und strafbar. Dies gilt insbesondere für Vervielfältigungen, Übersetzungen, Mikroverfilmungen und die Einspeicherung und Bearbeitung in elektronischen Systemen.

Die Wiedergabe von Gebrauchsnamen, Handelsnamen, Warenbezeichnungen usw. in diesem Werk berechtigt auch ohne besondere Kennzeichnung nicht zu der Annahme, dass solche Namen im Sinne der Warenzeichen- und Markenschutz-Gesetzgebung als frei zu betrachten wären und daher von jedermann benutzt werden dürften.

Die Informationen in diesem Werk wurden mit Sorgfalt erarbeitet. Dennoch können Fehler nicht vollständig ausgeschlossen werden und die Diplomica Verlag GmbH, die Autoren oder Übersetzer übernehmen keine juristische Verantwortung oder irgendeine Haftung für evtl. verbliebene fehlerhafte Angaben und deren Folgen.

Alle Rechte vorbehalten

© disserta Verlag, Imprint der Diplomica Verlag GmbH
Hermannstal 119k, 22119 Hamburg
http://www.disserta-verlag.de, Hamburg 2016
Printed in Germany

Für meine Familie

INHALTSVERZEICHNIS

Tabellenverzeichnis 9

Abbildungsverzeichnis 10

1 Einleitung 11

   1.1 Funktion und Struktur anästhesiologischer Aufklärungsgespräche 11

   1.2 Präoperative Zustandsangst als Risikofaktor für perioperative Komplikationen 13

   1.3 Anästhesiologische Aufklärungsgespräche als Gelegenheiten zur Reduktion präoperativer Zustandsangst 17

   1.4 Ansatz, Fragestellungen und Hypothesen der eigenen Studie 20

2 Material und Methoden 23

   2.1 Studiendesign 23

   2.2 Setting 23

   2.3 Vorgehen 24

   2.4 Stichprobe 26

   2.5 Fragebogen und Erhebungsinstrumente 29

      2.5.1 Der „Prä-Fragebogen" 29

      2.5.2 Der „Post-Fragebogen" 31

   2.6 Variablentransformationen und statistische Auswertungen 34

      2.6.1 Übersicht der transformierten Variablen 34

      2.6.2 Statistische Analysen 36

3 Ergebnisse 38

   3.1 Stichprobenbeschreibung 38

   3.2 Präoperative Ängstlichkeit sowie Erwartungen und Erfüllung der Erwartung vor und nach dem Prämedikationsgespräch bei Frauen und Männern 40

   3.3 Erwartungen an das Gespräch, Erwartungskonformität und Angstreduktion 48

      3.3.1 Angstreduktion in den ängstlichen Subgruppen 48

      3.3.2 Der Einfluss der Erwartungen an das Gespräch und der Erwartungskonformität des Gesprächs auf die Reduktion präoperativer Zustandsangst 50

4 Diskussion 61

   4.1 Zusammenfassung der Ergebnisse 61

4.2 Limitationen der Studie 62
4.3 Interpretation der Studienergebnisse und ihre Einordnung in die Literatur 65
    4.3.1 Die Auswirkungen präoperativer Zustandsangst bei Frauen und Männern 74
    4.3.2 Bewältigungsstrategien bezüglich präoperativer Ängstlichkeit bei Frauen und Männern 75
    4.3.3 Auswirkungen sozialer Unterstützung auf die präoperative Ängstlichkeit 77
    4.3.4 Auswirkungen der Arzt-Patienten-Beziehung auf präoperative Ängste 79
    4.3.5 Partizipative Entscheidungsfindung als Bewältigungsstrategie präoperativer Ängste 81
    4.3.6 Der Einfluss schriftlicher Entscheidungshilfen auf die präoperative Zustandangst 83

5 Schlussfolgerung 86

6 Literaturverzeichnis 89

7 Anhang 97
  7.1 Erhebungsinstrumente 97
    7.1.1 Fragebogen vor dem Prämedikationsgespräch: „Prä-Fragebogen" 97
    7.1.2 Fragebogen nach dem Prämedikationsgespräch: „Post-Fragebogen" 101
    7.1.3 Interview-Leitfaden und Fragen zur medizinischen Informationsgewinnung 102
    7.1.4 Bogen zur Erfassung der Nichtteilnahme 103

Tabellenverzeichnis

Tab. 1:	Response-Statistik	28
Tab. 2:	Stichprobenbeschreibung nach soziodemografischen und medizinisch relevanten Daten	41
Tab. 3:	Veränderung der Ängstlichkeit vor und nach der Narkoseaufklärung von Frauen und Männern	43
Tab. 4:	Erwartungen an das Gespräch bei Frauen und Männern	46
Tab. 5:	Subjektive Angstreduktion und subjektiver Informationsgewinn durch das Gespräch	47
Tab. 6:	Subjektive Erfüllung der anderen Erwartungen an das Gespräch	48
Tab. 7:	(a) Spezifische und (b) allgemeine Zustandsangst vor und nach dem Prämedikationsgespräch in Abhängigkeit von verschiedenen Patientenerwartungen und ihrer Erfüllung bei ängstlichen Frauen: Ergebnisse der Varianzanalysen (ALM)[a,b,c]	53

Abbildungsverzeichnis

Abb. 1	Übersicht über die Kernvariablen der Fragebögen (Prä- und Post-FB)	33
Abb. 2	Allgemeine Zustandsangst (STAI-SKD) bei Frauen und Männern vor und nach dem Anästhesiegespräch	44
Abb. 3	Spezifische Zustandsangst bei Frauen und Männern vor und nach dem Anästhesiegespräch	44
Abb. 4	Spezifische und allgemeine Zustandsangst (STAI-SKD) bei ängstlichen Frauen und Männern vor und nach dem Anästhesiegespräch	49
Abb. 5	Spezifische Zustandsangst bei ängstlichen Frauen vor und nach dem Anästhesiegespräch in Abhängigkeit von der Erwartung, präoperative Verhaltenshinweise zu bekommen und der Erwartungskonformität des Gesprächs	58
Abb. 6	Spezifische Zustandsangst bei ängstlichen Frauen vor und nach dem Anästhesiegespräch in Abhängigkeit von der Erwartung, Hinweise zum postoperativen Geschehen zu bekommen und der Erwartungskonformität des Gesprächs	58
Abb. 7.	Spezifische Zustandsangst bei ängstlichen Frauen vor und nach dem Anästhesiegespräch in Abhängigkeit von der Erwartung, dass die Angst durch das Gespräch abnimmt	59
Abb. 8	Allgemeine Zustandsangst (STAI-SKD) bei ängstlichen Frauen vor und nach dem Anästhesiegespräch in Abhängigkeit von der Erwartung, dass die Angst durch das Gespräch abnimmt	59
Abb. 9	Spezifische Zustandsangst bei ängstlichen Frauen vor und nach dem Anästhesiegespräch in Abhängigkeit von der Selbstwahrnehmung, dass die Angst durch das Gespräch abgenommen habe	60
Abb. 10.	Spezifische Zustandsangst bei ängstlichen Frauen vor und nach dem Anästhesiegespräch in Abhängigkeit von der Erwartung, dass die Angst durch das Gespräch abnimmt und der Erwartungskonformität des Gesprächs	60

1 Einleitung

1.1 Funktion und Struktur anästhesiologischer Aufklärungsgespräche

Vor jedem operativen Eingriff ist es aus anästhesiologischer Sicht erforderlich ein Prämedikationsgespräch durchzuführen. Zweck dieser Konsultation ist es zunächst, den Patienten über die Narkose aufzuklären und ihm das Verfahren mit seinen spezifischen Risiken zu erläutern. Dem Patienten wird so eine informationelle und rechtliche Basis geschaffen, um über seine Einwilligung zur Anwendung der Anästhesie zu entscheiden. Darüber hinaus gilt es als weitere Zielsetzung durch einen systematischen Aufbau des Anamnesegespräches, der körperlichen Untersuchung und weiterer diagnostischer Techniken die individuellen Faktoren aufzudecken, die Morbidität und Mortalität im perioperativem Verlauf beeinflussen und im schlimmsten Fall erhöhen könnten [1]. Dabei ist neben dem Befund des Allgemeinzustandes nicht außer Acht zu lassen, welche Bedeutung die Psyche für dieses Narkoserisiko einnimmt. Gesteigerte präoperative Angstzustände können den Patienten in eine Stresssituation versetzen, welche ihn nicht nur emotional betreffen, sondern nachweislich durchaus auch Schwierigkeiten bei der Durchführung der Anästhesie auslösen können [2]. Im Laufe des persönlichen Gespräches ist es nun die Aufgabe des Anästhesisten, subjektive Erwartungen des Patienten zu erkennen und möglichst zu besprechen, um eine vorhandene Ängstlichkeit zu reduzieren.

Im Rahmen dieser Prämedikation wird der Patient in der Regel auf Station oder in hierfür speziell eingerichtete Prämedikationsambulanzen empfangen. Bevor das Gespräch stattfindet, wird ihm ein standardisierter Aufklärungsbogen ausgehändigt. Dieser setzt sich zusammen aus einem Informationsteil, in dem die Verfahren der Allgemeinanästhesie (intravenöse Narkose, Maskennarkose, Narkose mit Larynxmaske und Intubationsnarkose), der Regionalanästhesie (Spinal- und Epiduralanästhesie) und der axillären Plexusanästhesie mit ihren allgemeinen und interventionsspezifischen Risiken dargestellt werden. Es folgt ein Fragebogenteil mit anamnestischer Erhebung relevanter Vorerkrankungen und Gewohnheiten. Insbesondere dieser Abschnitt des Bogens erstellt ein individuelles Profil vom Patienten. Aus den Angaben zu seinen Gesundheits- und Lebenszuständen ergeben sich seine perioperativen Risiken, die dem Anästhesisten erlauben, eine darauf zugeschnittene Aufklärung zu realisieren. Da die schriftliche Form nicht ausreichend ist, müssen diese persönlichen Risikoumstände dem Patienten im Gespräch mitgeteilt werden.

Die Anordnung des Aufklärungsbogens beabsichtigt die Stufenaufklärung nach Weissauer [3]: Im Sinne des Selbstbestimmungsrechtes des Patienten wird dieser schriftlich vorinformiert und auf das Prämedikationsgespräch vorbereitet. Somit wird ihm die Möglichkeit eingeräumt, im Gespräch verschiedene erwähnte Aspekte zu vertiefen oder auf ihre Erklärung zu verzichten. Überdies dient der Bogen als Beweis einer rechtlich ordnungsgemäßen Durchführung der Aufklärung und kann vom Anästhesisten zur schriftlichen Dokumentation der Prämedikation verwendet werden.

Im persönlichen Gespräch stellt sich nun dem Arzt die Aufgabe die anamnestischen Vorinformationen zu ergänzen und auf ihre Vollständigkeit zu überprüfen. Anschließend folgt eine körperliche Untersuchung, wie z. B. die Inspektion des Rachenraumes, um Schwierigkeiten bei der Intubation abwägen zu können. Oft werden im Vorfeld einige Vitalparameter wie z. B. Blutdruck, Ruhepuls und die Sauerstoffsättigung bestimmt, um eine präoperative körperliche Einschätzung des Patienten zu erheben. Neben den Standarduntersuchungen variiert die weitere Begutachtung in Abhängigkeit des gesundheitlichen Allgemeinzustandes und Alters des Patienten. Des Weiteren spielen die operativen und anästhesiologischen Verfahrenstechniken, ihre Dauer und dringliche Erfordernis eine entscheidende Rolle [2]. Werden hier vom Arzt Krankheitsbefunde festgestellt, die ein Risiko für den perioperativen Verlauf darstellen könnten, so müssten nun aus anästhesiologischer Sicht weitere Diagnostiken (z. B. Echokardiografie, Blutuntersuchungen) eingeleitet werden, die deren Gefahrenpotenzial weiter eingrenzen. Bekräftigen sich die Vermutungen des Anästhesisten, so wird entweder ein risikoärmeres Verfahren ausgewählt oder nötigenfalls über ein Abwenden der Operation nachgedacht. Der genaue diagnostische Vorgang an erweiterten Untersuchungen ist in den Leitlinien festgelegt [4, 5, 6].

Zusätzlich sind all die medizinischen Begleitumstände, welche vom Anästhesisten während der Prämedikation ermittelt werden, für die Einschätzung der Anästhesiefähigkeit des Patienten hilfreich. Zur genauen Einteilung hat sich international die „ASA Physical Status Classification" der American Society of Anesthesiologists durchgesetzt [7]. Diese sogenannte ASA-Klassifikation beschränkt sich ausschließlich auf den körperlichen Status des Patienten und sollte von daher nur als Richtwert des perioperativem Risikos gewertet werden, da sie weitere Faktoren, welche die Mortalität und Morbidität beeinflussen könnten (wie z. B. die Narkoseart), nicht mit einbezieht. Die möglichst genaue Beurteilung dieses Risikoausmaßes trägt hauptsächlich zur Wahl des Narkoseverfahrens bei. Sofern mehrere anästhesiologische Alternativen für den Eingriff vorliegen, so sollten diese dem Patienten erläutert und in Zusammenarbeit ausgewählt werden.

Der Zeitpunkt der ärztlichen Aufklärung ist juristisch nicht genau definiert, dennoch muss dem Patienten eine „angemessene Bedenkzeit" [1] zwischen der Prämedikation und der Operation eingeräumt werden, um sich mit den Folgen der Intervention auseinanderzusetzen und sich mit seinen Angehörigen beraten zu können. Um ein ausreichendes Zeitfenster zu schaffen, wird der Termin in der Abhängigkeit der perioperativen Risiken und der Dringlichkeit der Operation bestimmt [8]. Das heißt: Je riskanter der Eingriff für den Patienten geschätzt wird, desto früher sollte die Aufklärung erfolgen. Da sich dies bezüglich der medizinischen Notwendigkeit der Operation genau umgekehrt verhält, darf die Prämedikation z. B. im Fall einer Notfalloperation gesetzlich zu einem späteren Zeitpunkt und in prägnanterer Form stattfinden. Eine Aufklärung auf dem Operationstisch oder nach einer medikamentösen Verabreichung gilt trotzdem nicht als rechtlich ausreichend.

Neben der anamnestischen Erfassung der Vorerkrankungen steht für die Bestimmung des perioperativen Risikos die Ermittlung der psychischen Einstellung des Patienten im Vordergrund. Die Operation als unbekanntes Geschehen im eigenen Körper kann Verunsicherungen und Ängste hervorrufen, die der Anästhesist im Gespräch wahrnehmen und erfassen sollte.

1.2 Präoperative Zustandsangst als Risikofaktor für perioperative Komplikationen

Generell gilt Angst als ein alarmierendes Grundgefühl, welches spontan auftritt, wenn man mit einer unbekannten und bedrohlich wirkenden Situation konfrontiert wird. Sie manifestiert sich als Schutzreaktion des Menschen, indem sie ihn physiologisch und psychologisch in eine Bereitschaft versetzt, das potenzielle Gefahrenereignis mit gesteigerter Fähigkeit zu bewältigen oder zu umgehen [9].

In der Psychologie definiert man zwei Formen der Angst [10]: "state anxiety" (Angst als Zustand) und „trait anxiety" (Ängstlichkeit als Persönlichkeitsdisposition). Die Zustandsangst wird hervorgerufen, sobald man eine konkrete und unmittelbare Bedrohung empfindet. Die Ängstlichkeit hingegen beschreibt eine erhöhte Neigung zur Angstreaktion bei solch einer wahrgenommenen Gefahr. Der Einfluss dieses Potenzials auf die situationsabhängig hervorgerufene Angst wird hierbei anhand ihrer individuell unterschiedlich starken Ausprägung begründet. Da die Zustandsangst ebenfalls als eine durch Stress hervorgerufene Emotion betrachtet wird [11], lässt sich auch erklären, warum sie in direkter Beziehung mit der persönlichen Stressbewältigungsstrategie (Coping) steht [12].

Mit einer Erkrankung konfrontiert zu sein, die eine chirurgische Intervention verlangt, stellt in der Regel ein ungewohntes Ereignis für betroffene Menschen dar. Oft ist dies mit einer physischen Symptomatik verbunden, die Schmerzen verursacht und die gewohnte Leistung im Alltag einschränkt. Allein ein Arbeitsausfall und die eventuell daraus resultierenden wirtschaftlichen Folgen sind für viele Patienten eine psychische Belastung. Hinzu kommt die befremdliche Vorstellung des Krankenhausaufenthaltes, die körperliche Beschwerden hervorrufen kann (wie z. B. postoperative Schmerzen) und eine kurzzeitige Isolierung von ihrem sozialen Umfeld bedeutet. Auch wenn medizinische Eingriffe im Allgemeinen als sicher und zuverlässig gelten, so entsteht dennoch für die meisten Patienten die Frage nach dem Erfolg des operativen Ergebnis und inwiefern dies eine bestehende Veränderung für sie bewirken könnte. Vor allem bei Patienten, die aufgrund der Annahme eines pathologischen Befundes (z. B. bei bestehendem Tumorverdacht) operiert werden müssen, ist die Erkenntnis, die durch die Operation gewonnen werden sollte, oft noch ungewiss und möglicherweise beängstigend.

Diese als Stressauslöser fungierende Faktoren [11] beeinflussen sowohl auf psychologische als auch physiologische Weise. Da der Körper des Menschen auf Stressreaktionen mit der biologischen Aktivierung des Sympathikus (z. B. in Form einer Blutdruck- oder Herzfrequenzsteigerung) reagiert, könnte diese Schwierigkeiten bei der präoperativen Narkotisierung zur Folge haben und zu vermehrten pathologischen Kreislaufzuständen (z. B. orthostatische Dysregulationen) führen. So identifizierte eine Studie zu älteren

Patienten in der Kardiologie ihre präoperative Angst als unabhängigen Risikofaktor für erhöhte Morbidität und Mortalität nach der Operation [13].

Der Angriffspunkt der perioperativen Pharmazeutika wie insbesondere der Narkosemittel zielt biochemisch auf ähnliche Strukturen wie die des vegetativen Nervensystems ab. Es ist von daher von großer Bedeutung, das Stresspotential des Patienten von vornhinein möglichst gering zu halten, um die für die Prämedikation benötigte Dosis nicht übermäßig erhöhen zu müssen. Diese körperliche Anspannung äußert sich ebenfalls auf einer emotionalen Ebene, in dem sie verschiedene Gefühle wie Erregtheit, Furcht und Depressionen auslösen kann. Hierbei werden am häufigsten präoperative Ängste beschrieben, welche begleitend zu der Stresssymptomatik auftreten können.

Diese Angst wird durch Unsicherheiten verursacht, die im Zusammenhang mit der aufgetretenen Erkrankung stehen. Auch wenn diese Unsicherheiten schon vor der Diagnosestellung bestanden, so wird ihr bewusstes Erkennen als plötzliche Gefahr empfunden. In der heutigen Gesellschaft, die vom Erfolg des medizinisch-technischen Fortschritts dominiert wird, gilt eine intakte Gesundheit als (normative) Selbstverständlichkeit [14]. Des Weiteren setzt das Funktionieren unter den gegenwärtigen Lebensbedingungen eine körperliche und seelische Unversehrtheit voraus. Im Sinne des menschlichen Bedürfnisses nach Selbstbestimmung ist es bedeutsam ein gesundes Wohlbefinden zu besitzen, auch um eine gewisse Autonomie zu wahren. Das unvorbereitete Einnehmen der Patientenrolle raubt jedoch dem Menschen ein Stück an Selbstständigkeit, da er sich in einer Situation wiederfindet, die er ohne fremde Hilfe nicht bewältigen kann. Diese unbekannten Umstände verursachen eine Furcht sowohl vor der Krankheit als auch vor der benötigten Operation und führen letzten Endes zur präoperativen Zustandsangst [15]. Es lässt sich schwer trennen, inwiefern die Tragweite und Intensität der Angst ausschließlich das anästhesiologische oder chirurgische Geschehen betrifft und wird von daher definitionsgemäß zunächst als Einheit betrachtet.

An der Forschung der präoperativen Zustandsangst sind neben der Medizinischen Psychologie und Anästhesiologie die Psychiatrie und Epidemiologie beteiligt. Auch in weiteren medizinischen Fachrichtungen wie z. B. in der Herzchirurgie gewinnt sie immer mehr an Bedeutung [16,17]. Als wissenschaftliche Fragestellung findet man hier oft die Thematik der Bestimmung ihrer auslösenden Faktoren [12], Ansätze ihrer physiologischen Messung und insbesondere ihren Einfluss auf das perioperative Umfeld. Untersuchungen ergaben hierbei, dass die Angst vor der Operation und vor dem anästhesiologischen Geschehen den Bedarf an Sedativa präoperativ erhöht [18] und die Operationszeit verlängert [19]. Überdies bestätigten weitere Studien, dass eine präoperative empfundene Ängstlichkeit generell mit dem Entstehen postoperativer Schmerzen [20] oder ihrer Persistenz über eine längere Zeitspanne [21] zusammenhängt. Die präoperative Zustandsangst begünstigt zudem kurzfristig das Auftreten postoperativer Beschwerden wie Übelkeit und Erbrechen [22] und langfristig das Risiko von bleibenden funktionellen Defiziten wie in etwa chronischer Dysphagien [23] und schmerzhaften Bewegungseinschränkungen [24]. Auch im Rahmen des pharmakologisch – therapeutischen [11] und des nicht – medikamentösen Vorgehens einer Angstsenkung während der Prämedikation wurden diverse Kenntnisse gewonnen. Hierbei zeigte sich, dass die Reduktion des präoperativen Angstzustandes mithilfe medialer Ansätze wie dem Ausstrahlen eines Narkoseaufklärungsvideos in der Muttersprache des Patienten [25] oder einer 2D-Animation mit vereinfachter Darstellung des perioperativen Ablaufes einer darmchirurgischen Resektion deutlich unterstützt werden konnte [26]. Gemäß eher alternativ-medizinischen Therapievorgehensweisen wurde weiterhin festgestellt, dass durch das Vorspielen von Musik [27] oder der Verwendung von aromatischen Ölen [28] im präoperativen Wartebereich eine angstlösende Wirkung erzielt wird. In der Pädiatrie zeigte sich hingegen, dass durch die Intervention von Clowns vor dem Beginn von operativen Maßnahmen sowohl bei den Patienten als auch bei ihren Eltern die Angst verringert werden konnte [29].

Neben diesen Ergebnissen bewiesen wiederum Untersuchungen aus Italien, dass durch eine gezielte Vorbereitung der Gesprächsführung durch ein psychoonkologisches Team Anästhesiologen während der Narkoseaufklärung im Vergleich mit einer Kontrollgruppe eine Minderung der präoperativen Ängstlichkeit während des Gesprächs erreichen konnten [30]. Hiermit richtet sich der Fokus des Forschungsinteresses nun mehr multidisziplinär auf den Stellenwert der Arzt-Patienten-Beziehung für die präoperative Zustandsangst.

1.3 Anästhesiologische Aufklärungsgespräche als Gelegenheiten zur Reduktion präoperativer Zustandsangst

In jedem Patientengespräch ist es von Relevanz, die benötigten Informationen auf eine kompetente und eingehende Art zu vermitteln. Um sich nun zu vergewissern, dass man den Patienten auf derselben Kommunikationsebene begegnet, muss zunächst ein Vertrauen zwischen ihm und dem Arzt hergestellt werden. Folglich sollte es oberste Priorität sein, ein solches Bündnis im Laufe des Gespräches zu schaffen. Da sich jeder Patient in individuell unterschiedlichen Lebensumständen befindet, müssen diese im ärztlichen Dialog als Erstes erkannt werden. Diesbezüglich zeigt sich die Wichtigkeit einer vollständig durchgeführten Anamnese. Der Arzt schafft sich somit eine Basis, die ihm ermöglicht, sich besser in die persönliche Lage des Patienten hineinversetzen zu können. Vorhandene Fragen und Unsicherheiten sollten ohne Vorbehalt ernst genommen werden. Dadurch entsteht für den Patienten das Gefühl, dass er seinem Gegenüber auf Augenhöhe begegnet.

In diesem Sinne setzt das „partnerschaftliche Modell einer Arzt-Patienten-Beziehung" [31] eine Bindung voraus, die beide Beteiligte im Gespräch als prinzipiell gleichberechtigt ansieht. Nach Klärung der medizinischen Sachlage ist es nun die Aufgabe des Patienten, seine eigenen Ansichten über die Erkrankung und ihr therapeutisches Angehen mitzuteilen. Sorgen, Erwartungen und Bedürfnisse sollten offen dargelegt werden. Der Arzt hingegen fördert die Patiententeilnahme an der Unterhaltung, in dem er eine verständnisvolle Basis zwischen ihnen beiden herstellt. Er passt den Aufbau seines Gesprächs der Gefühlsebene und dem Informationsniveau des Patienten an. Hinzukommend steht er ihm mit fachlicher Beratung zur Verfügung und ermutigt ihn Verantwortung für die Entscheidung über seine Gesundheit zu übernehmen. Dieses Prinzip des Empowerments ist eines der obersten Ziele des partnerschaftlichen Beziehungsmodells und grundlegend für die partizipative Entscheidungsfindung (shared decision making) [32]. In diesem Zusammenhang soll die medizinische Aufklärung, die der Patient erhält, ihm eine realistische Einschätzung des Krankheitsprozesses vermitteln. Darüber hinaus befähigt ihn die gemeinsame Entscheidungsfindung beim Vorliegen mehrerer Therapieoptionen dazu, aktiv eine der dargestellten mit auszuwählen. Der Patient kooperiert mit dem Arzt, entwickelt eine eigene Autonomie und gewinnt somit an Selbstvertrauen bezüglich seines Verhaltens mit dem Krankheitszustand.

Die Entstehung der Mitbestimmung im ärztlichen Gespräch ist richtungweisend für den Umgang des Patienten mit der neu aufgetretenen Lebenssituation. Es entkoppelt ihn von der passiven Vorstellung einer Patientenrolle, in der er keinen Einfluss auf den Krankheitsverlauf hat und unterstützt ihn weitgehend in der Umsetzung der Krankheitsbehandlung im Alltag.

Zusammen mit dem patientengerechten Austausch von Fachwissen und seiner Teilnahme an der Entscheidungsfindung wird für den Patienten eine Grundlage geschaffen, die ihm ermöglicht, seine eigene Gesundheitskompetenz aufzubauen (health literacy). Diese beinhaltet neben der Informationskenntnis auch den Antrieb zur Bewältigung der Krankheit und des Einhaltens der Therapiemaßnahmen. Daraus resultierend zeigt sich ein erheblicher Einfluss auf die Patienten-Compliance, welche bei einer bewussten Wahrnehmung der Gesundheit höher ausfällt.

Neben dem partnerschaftlichen Modell unterscheidet man in der Arzt-Patient-Beziehung die „paternalistische" und die „informative" Gesprächsführung [31]. Die paternalistische Form stellt den Arzt als einen fachlichen Experten dar, der sich allein auf sein urteilsfähiges Wissen berufend ein Therapieverfahren auswählt. Die persönlichen Auffassungen des Patienten werden indessen nicht in die Entscheidungsfindung mit einbezogen. Dieses Modell gilt als zeitlich überholt und findet höchstens Anklang in der Anwendung bei Fällen in z. B. der Notfallmedizin oder Psychiatrie, bei denen es sich um Patienten handelt, dessen Bestimmungsfähigkeit aus gesundheitlichen Gründen heruntergesetzt oder eingetrübt ist.

Im Gegensatz dazu räumt der informative Typ der Arzt-Patienten-Beziehung eine eher dominierende Rolle des Patienten beim Entscheiden über die Therapiewahl ein. Laut diesem „Konsumentenmodell" nutzt der Patient im Prinzip das ärztliche Gespräch rein zum Gewinn genügender Informationen, um sich für eine Option entscheiden zu können. Er ist sich im Vorhinein schon über seine eigentlichen Absichten angesichts des Behandlungsverlaufes im Klaren und benötigt lediglich die Fachberatung vom Arzt.

Bezüglich der verschiedenen Modelle zeigten sich in einer Umfrage der Universitätsklinik Aachen deutliche Präferenzen [33]. Die Patienten wurden sowohl zu ihren Idealvorstellungen einer Arzt-Patienten-Beziehung befragt und wie sie diese aktiv im ärztlichen Gespräch erlebt haben. Deutlich am häufigsten wurde der Wunsch nach einem partnerschaftlichen Verhältnis geäußert (67-73%). Der professionelle Ratgebertyp folgte hingegen mit 12%. Schlusslicht bildete mit 2-5% das Bild eines Arztes, welcher mit seiner Beratung als rein informativer Dienstleister zur Verfügung steht. Im Gegensatz dazu berichteten nur 57% der Befragten mit der Begegnung eines partnerschaftlichen Gegenübers im Gespräch. Gleichzeitig stieg die Zahl der stattgefundenen Besprechungen mit einem eher als Fachexperten wahrgenommenen Arzt. Insbesondere 23% der männlichen Patienten gaben dieses Erlebnis an (gegenüber 17% bei den Frauen). Den Arzt in der Rolle des zu „Dienstleistenden" trafen 4% an. Überdies befasste sich die Befragung mit den Patientenerwartungen an die Eigenschaften, die ein Arzt generell besitzen sollte. Auch hier lagen die tatsächlichen ärztlichen Erfahrungen unter den genannten Vorstellungen. Beispielsweise wurde die zu 94-99% erwünschte einfühlsame und vertrauensvolle Art des Arztes von 77-78% der Patienten so erlebt. Es bestehen folglich Unterschiede in der Umsetzung dieser Patientenbedürfnisse in der ärztlichen Gesprächsführung.

Eine Patientenumfrage in der Anästhesie brachte ebenfalls ähnliche Ergebnisse. Es zeigte sich eine hohe Erwartung an ein „fachkompetentes Auftreten" des Arztes (81%) und ein vergleichsweise eher kleinerer Wunsch eines „freundlichen Umganges" (14%) und einer „guten Aufklärung sowie Informationsweitergabe" [34]. Jedoch äußerte sich mit 97% eine große Mehrheit positiv über eine Informationsmitteilung im persönlichen Gespräch.

Darüber hinaus sind durch Studien, welche sich spezifisch auf die Patientenwahrnehmungen der anästhesiologischen Prämedikationsgespräche beziehen, weitere Kenntnisse gewonnen worden. So gaben 38% der Teilnehmer an, sich eine detaillierte Aufklärung über die Risiken und Komplikationen zu wünschen [35]. Im Vergleich dazu erwägen nur 14% der befragten Anästhesisten dies für den Patienten von relevanter Bedeutung. Des Weiteren wird wenig Angst vor dem anästhesiologischen Eingriff empfunden, dennoch ist den meisten Patienten eine „Angstreduktion" neben der „Informationsgewinnung" äußerst wichtig [35]. Das Thema Angst schätzen die

Anästhesisten ebenso sehr nennenswert ein, speziell die Angst in der präoperativen Situation. Allerdings übertreffen ihre Vermutungen die aus der Patientenbefragung sich ergebenden Aussagen. In jedem Fall stellt das Prämedikationsgespräch eine Gelegenheit dar, durch patientenzentrierte Kommunikation und Patientenzufriedenheit präoperative Angst zu reduzieren [36].

Aus diesen Befunden lässt sich schlussfolgern, dass die präoperative Zustandsangst ein zentrales Thema für anästhesiologische Aufklärungsgespräche darstellt. Dabei scheint vor allem ihr Zusammenhang mit den Wünschen der Patienten an die Prämedikation und ihren entsprechenden Bedürfnissen bedeutsam zu sein. Um diese Beziehung untersuchen zu können, müssen die präoperative Zustandsangst und Patientenerwartungen bezüglich der Aufklärung identifiziert werden.

1.4 Ansatz, Fragestellungen und Hypothesen der eigenen Studie

Aufgrund der Bedeutung der präoperativen Zustandsangst für perioperative Komplikationen und der Rolle anästhesiologischer Aufklärungsgespräche zur Reduktion präoperativer Zustandsangst soll in einer eigenen Studie vor allem der Zusammenhang der subjektiven Erfüllung der Erwartungen mit dieser Zustandsangst untersucht werden. Dazu sollen die spezifischen Angaben von Patienten unmittelbar vor und nach einem Prämedikationsgespräch berücksichtigt werden, um ein möglichst realistisches Bild davon zu bekommen, wie die Patientenerwartungen und ihre subjektive Erfüllung durch das Gespräch verteilt sind.

Dabei sollen verschiedene Aspekte beachtet werden. So stellt sich die Frage, ob sich Patienten eher eine detaillierte oder eine kurze Aufklärung wünschen bzw. ob sie überhaupt eine mündliche Narkoseaufklärung vom Arzt erhalten möchten. Gleichzeitig ist von Bedeutung, welche der verschiedenen Faktoren des Prämedikationsgespräches vom Patienten im Vorfeld als wichtig erachtet wird (wie z. B. die Aufklärung über Komplikationen oder Risiken des Eingriffes oder die Darstellung des Anästhesieverlaufes) und wie er deren Erläuterung im Nachhinein aus seiner Sicht bewertet. Weiterhin ist zu berücksichtigen, in welchem Ausmaß diese Aspekte der Aufklärung besprochen werden sollen.

Bezüglich der präoperativen Angst soll erforscht werden, welche verschiedenen Gefühlszustände sich vor und nach dem Gespräch im Patienten wiederfinden. So äußerten sich in einer generellen Befragung Patienten direkt vor der Aufklärung zu 26% als ausgeglichen und ruhig, nach dem Gespräch waren es jedoch 11% [37]. Eine spezifische Unterscheidung zwischen allgemeiner und interventionsspezifischer Zustandsangst wurde allerdings hier noch nicht getroffen.

Im Hinblick auf die Entwicklung der präoperativen Angst während des Aufklärungsgesprächs wird angenommen, dass nur bzw. vor allem im Fall der subjektiven Erfüllung eigener Erwartungen an das Gespräch diese Zustandsangst nach der ärztlichen Begegnung geringer ist als vorher. Zugleich sollten sie gleich bleiben oder gar zunehmen, wenn die Erwartungen subjektiv nicht erfüllt wurden.

Überdies ist es von Interesse festzustellen, ob Differenzen zwischen Patientengruppen existieren. So waren laut der Studie der Universität Erlangen-Nürnberg [37] jüngere Patienten und Frauen nach dem Gespräch häufiger angespannt und besorgt, während ältere Patienten und Männer angaben, generell weniger nervös und zufriedener zu sein. Neben den Alters- und Geschlechtsunterschieden sollen die angegebenen Bedürfnisse und Ängste nach weiteren Merkmalen wie höchster Bildungsabschluss, Familienstand und ethnischer Herkunft untersucht werden, um eventuell vorhandene Unterschiede zu erfassen.

Im Kern soll die eigene Studie neue Erkenntnisse dazu generieren, wie der Patient anästhesiologische Prämedikationsgespräche subjektiv wahrnimmt, wobei im Fokus die Wirkung steht, die durch die Konfrontation des Patienten mit der Narkoseaufklärung hervorgerufen wird. Es soll bestimmt werden, ob und welche Aspekte des Gespräches mit präoperativer Angst zusammenhängen. Hier könnten sich entsprechende Hinweise für die Optimierung des Prämedikationsgespräches ergeben, um die Krankheitssituation für den Patienten so angenehm wie möglich zu gestalten und den Angstzustand zu verringern. Deren Reduktion minimiert nachweislich das perioperative Risiko erheblich. Überdies dienen die Ergebnisse eventuell der Verbesserung der Arzt-Patienten-Beziehung, um sie den bestehenden Erwartungen der Patienten anzupassen. Denn nicht zuletzt gewinnt, wie oben bereits gezeigt, die Kommunikation zwischen Arzt und Patient in Bezug auf die präoperative Angst an Wichtigkeit. Die bisherige Forschung zur ärztlichen Gesprächsführung ergab durchaus eine positive Entwicklung hinsichtlich des Umganges mit präoperativer Angst seitens der Patienten. Speziell die Rolle der subjektiven Erfüllung von Patientenerwartungen an anästhesiologische Prämedikationsgespräche und ihr Zusammenhang mit präoperativer Angst ist jedoch noch wenig erforscht. Im Folgenden werden daher die zentralen Fragestellungen und Hypothesen der Arbeit nochmals zusammengefasst:

1. Wie ausgeprägt sind die allgemeine und die interventionsspezifische Zustandsangst vor anästhesiologischen Prämedikationsgesprächen?
2. Welche inhaltlichen Erwartungen haben Patienten an anästhesiologische Prämedikationsgespräche?
3. Wie entwickelt sich während anästhesiologischer Prämedikationsgespräche sowohl die allgemeine als auch die interventionsspezifische präoperative Zustandsangst?
4. Hypothese: Präoperative Zustandsangst sinkt während anästhesiologischer Prämedikationsgespräche nur bzw. zumindest vor allem dann, wenn die Erwartungen, die Patienten an das Gespräch haben, aus ihrer Sicht erfüllt wurden (Erwartungskonformität).
5. Bei Erfüllung welcher Erwartungen kommt es zu einer solchen Reduktion von präoperativer Angst?

Soziodemografische und medizinische Merkmale werden dabei weitestgehend berücksichtigt. Vor allem wurden alle Analysen so weit wie möglich stratifiziert nach Geschlecht, also für Frauen und Männer getrennt durchgeführt, um dem Umstand Rechnung zu tragen, dass Frauen generell mehr von einer Ängstlichkeit berichten als Männer [38].

2 Material und Methoden

2.1 Studiendesign

Um die in Abschnitt 1.4. dargestellten Fragestellungen und Hypothesen zu untersuchen, wurde ein Ein-Gruppen-Pretest-Posttest-Design [39] im Rahmen einer quasi-experimentellen Beobachtungsstudie („natürliches Experiment"; [40]) gewählt. Die Datenerhebung erfolgte im Rahmen einer schriftlichen Patientenbefragung mittels zweier standardisierter Fragebögen, von denen einer unmittelbar vor und ein weiterer unmittelbar nach dem Prämedikationsgespräch ausgeteilt wurde. Da in direkter Interaktion mit Patienten personenbezogene Daten erhoben wurden, erfolgte zunächst eine Genehmigung zur Studiendurchführung durch die Ethik-Kommission der Medizinischen Hochschule Hannover (Ethikvotum Nr. 1232-2011 vom 31.10.2011) [41].

2.2 Setting

In Absprache mit der Klinikleitung wurde die Befragung in der Anästhesieambulanz der Klinik für Anästhesiologie und Intensivmedizin der Medizinischen Hochschule Hannover durchgeführt. Diese Ambulanz wurde für die anästhesiologische Planung von chirurgischen Interventionen der Allgemein-, Viszeral- und Transplantationschirurgie, der Kinderchirurgie, der Herz-, Thorax- und Gefäßchirurgie, der Radiologie, der Psychiatrie, der Gynäkologie, der Augenheilkunde, der Hals-Nasen-Ohrenheilkunde, der Urologie, der Unfallchirurgie, der Plastischen, Hand- und Wiederherstellungschirurgie, der Mund-, Kiefer- und Gesichtschirurgie, der Zahnheilkunde und der Neurochirurgie eingerichtet.

Im Rahmen der Prämedikationsvorbereitung dient diese Einrichtung als Koordinationsstelle zwischen verschiedenen Diagnoseverfahren und Untersuchungen, die alle die Zielsetzung haben, möglichst optimal das perioperative Risiko mobiler Patienten einzuschätzen und im Vorfeld zu senken. Hierfür werden diese Patienten zu einem Termin in die Ambulanz gebeten oder spontan von der jeweiligen Station abgerufen. In der Anmeldung der Ambulanz angekommen, werden dort die benötigten Patientenunterlagen vervollständigt, der Blutdruck, der Puls und die Sauerstoffsättigung gemessen und vorab einige relevante Vorerkrankungen sowie das Gewicht und die

Größe erfasst. Anschließend wird dem Patienten der Narkoseaufklärungsbogen übergeben, den er während der Wartezeit lesen und beantworten kann. Die Prämedikationsaufklärung stellt für die Patienten oft die erste Begegnung mit einem Anästhesisten dar und macht ihnen auf diese Weise die tatsächlich bevorstehende Durchführung der Operation bewusst. In Anbetracht dieser Tatsache sollte der Arzt im Gespräch möglichst empathisch auf den Patienten eingehen und ihm seine allgemeinen und individuellen Risiken bezüglich des operativen Eingriffes näher bringen. Es folgt eine kurze körperliche Untersuchung und die Abklärung der medizinischen Vorgeschichte. Zum Abschluss wird der Patient zu weiteren Untersuchungsvorgängen überwiesen oder wieder zurück auf die Station geschickt.

Während der Feldarbeitszeit der vorliegenden Studie (s. Abschnitt 2.3) wurden die Prämedikationsgespräche zu den allgemeinen Sprechzeiten der Ambulanz im Schnitt von zwei bis vier Anästhesisten durchgeführt, sodass pro Tag circa 40 bis 60 Patienten auf die Narkose vorbereitet wurden. Diejenigen, die nicht mobil genug waren oder deren Aufklärung nicht zeitgemäß stattfinden konnte, wurden stationär aufgesucht und dort dementsprechend vom Arzt empfangen.

Durch seine zentrale Stellung in der Abfolge der präoperativen Organisationsschritte bot die Anästhesieambulanz einen geeigneten Ort für die vorliegende Studie. Zum einen konnten die Patienten hier bezüglich der Teilnahme an der Studie direkt angesprochen werden. Zum anderen befanden sich die Patienten in der Ambulanz durch den räumlichen und zeitlichen Bezug in der Lage ihre perioperativen Ängste und Empfindungen salient und daher gut wahrnehmen und in der Befragung wiedergeben zu können.

2.3 Vorgehen

Bevor die Durchführung der Hauptuntersuchung begonnen wurde, fand am 2. Dezember 2011 ein Pretest in Form eines Probings statt. Es wurden sieben Patienten angesprochen, von denen wiederum fünf an der Befragung teilnahmen. Ihre Daten flossen später in die Auswertung aller Ergebnisse mit ein. Dieser Pretest brachte vor allem die vielversprechende Erkenntnis, dass der ausgewählte Ort optimal und die zeitliche Eingliederung der Studie in den Ablauf der Prämedikationsambulanz ohne größere Schwierigkeiten möglich sein würde. Auch der Patientenumgang mit dem Fragebogen und seine Verständlichkeit erwiesen sich als problemlos. Nach dieser Überprüfung der verwendeten Maßnahmen wurde die Feldarbeit im Zeitraum vom 9. Januar bis zum 14. Februar 2012 in insgesamt 26 Studientagen vollzogen.

Zunächst wurden die für die Studie infrage kommenden Patienten anhand der Ein- und Ausschlusskriterien (s. Abschnitt 2.4) festgelegt. Daraufhin wurden diese Patienten direkt nach dem Verlassen der Anmeldung auf die Befragung angesprochen. Diejenigen, die sich zur Teilnahme bereit erklärten, bekamen den ersten Fragebogen („Prä-Fragebogen"; s. Abschnitt 2.5.1) ausgehändigt, den sie vor dem Prämedikationsgespräch beantworten sollten. Die zur Verfügung stehende Wartezeit betrug hierbei je nach Anzahl bereits anderer anwesenden Patienten und ärztlicher Kapazität im Durchschnitt eine halbe Stunde. Nach der erfolgten Narkoseaufklärung wurde dem Patienten unmittelbar nach Verlassen des Sprechzimmers der zweite Fragebogen ausgeteilt, den er während der Fertigstellung seiner Krankenakte ausfüllte („Post-Fragebogen"; s. Abschnitt 2.5.2). Die Befragung endete mit einem mündlichen Kurzinterview bezüglich des medizinischen Hintergrunds des Patienten. Es ermittelte im Wesentlichen nochmals das Fachgebiet, den Zeitpunkt der Operation, die für den operativen Eingriff verwendete Anästhesieart und die Indikation der Operation sowie die eventuelle Durchführung einer Videoaufklärung während des Prämedikationsgespräches. Diese persönliche Erhebung bewies sich nicht nur für den zusätzlichen Gewinn einiger Informationen als förderlich, sondern diente ferner zum Abschluss des Befragungsablaufes. In einigen Fällen erfolgte dieses mündliche Gespräch direkt nachdem der Studienteilnehmer den Untersuchungsraum verlassen hatte. Im Anschluss füllten die Patienten den „Post-Fragebogen" schriftlich aus. Diese Änderung in der Abfolge wurde lediglich zur zeitlichen Strukturierung der Feldarbeit geleistet. Darüber hinaus wurde durch das direkte Aufsuchen und Ansprechen des Patienten seine für die Studie essenzielle weitere Teilnahme ins Gedächtnis gerufen. Die im Laufe der Feldarbeit aufgezeichneten Patientenangaben wurden anhand ihres zugewiesenen Fragebogen-Codes und ihres jeweiligen Studientages am Ende der Durchführung registriert und ausgewertet. Die Untersuchung wurde schließlich am 26. Studientag beendet.

2.4 Stichprobe

Aufgrund des Studiensettings in der Anästhesieambulanz war im Vorfeld die Einbeziehung fast aller medizinischen Fachrichtungen möglich. Gemeinsam mit den Leitungen der Klinik für Anästhesiologie und Intensivmedizin und der Anästhesieambulanz wurde allerdings für die Auswahl der potenziellen Studienteilnehmer a priori festgelegt, dass 70 Patienten der Allgemeinchirurgie, 70 Patienten der Hals-Nasen-Ohrenheilkunde sowie 70 Patienten aus der Gynäkologie bzw. der Urologie befragt werden sollten. Folglich war eine Stichprobengröße von 210 Befragten anvisiert. Entsprechend dieser Systematik wurden Patienten der Gynäkologie, der Urologie, der Allgemeinchirurgie und der Hals-Nasen-Ohrenheilkunde auf die Studienteilnahme aufmerksam gemacht. Im Laufe der Zeit kristallisierte sich jedoch heraus, dass insbesondere die Gynäkologie ein geeignetes Patientenkollektiv bot. Es wurde daraufhin beschlossen, die Patientenanzahl in zwei Subgruppen zu teilen, die sich jeweils aus Teilnehmern der Gynäkologie und aus Patienten der drei anderen Fachrichtungen zusammensetzten. In beiden Gruppen sollten 100 erfolgreich durchgeführte Befragungen nicht unterschritten werden. Aufgrund dieses Umstandes erfolgte in den ersten 17 Studientagen die Feldarbeit mit der Beteiligung aller vier medizinischen Disziplinen. Danach nahmen bis zum letzten Studientag nur noch gynäkologische Patientinnen an der Erhebung teil.

Vor diesem Hintergrund wurden als Grundgesamtheit Patienten definiert, die ein anästhesiologisches Aufklärungsgespräch in Anspruch nehmen, wobei mehrere Ein- und Ausschlusskriterien festgelegt wurden. Zunächst sollten nur Patienten befragt werden, für die aus chirurgischer Sicht ein einfacher, elektiver Eingriff vorgesehen war. Zugleich musste der Operationstermin innerhalb der nächsten sieben Tage liegen, um diesbezüglich ähnliche Bedingungen angesichts der Salienz voraussetzen zu können. Weiterhin konnte davon ausgegangen werden, dass alle Patienten durch den zeitnahen Bezug die Operation emotional schon in einer messungsgeeigneten Stärke wahrnahmen. Dementsprechend wurden Patienten, die sich primär aufgrund einer Tumorerkrankung einer Operation unterziehen mussten, aus der Befragung ausgeschlossen, da hier von einem grundsätzlich anderen Angstzustand gegenüber dem chirurgischen Eingriff und seinen Folgeumständen ausgegangen werden musste. Weiterhin erforderte die Beantwortung der Fragebogen hinreichend gute

Deutschkenntnisse und damit Verständnis der Fragen, so dass das Nichtvorliegen dieser Sprachkenntnis als Ausschlusskriterium definiert wurde. Zusätzlich wurden für die Stichprobenziehung die Altersgrenzen von 18 bis 80 Jahren festgelegt. Ebenso wurde auf eine Datenerhebung von Patienten mit einer bekannten psychischen Vorerkrankung oder neurologisch-kognitiven Einschränkung von vornherein verzichtet.

Wie Tabelle 1 zeigt, wurden von den 1466 Patienten, die während des Pretests am 2. Dezember 2011 und der eigentlichen Feldarbeitszeit vom 9. Januar bis 14. Februar 2012 in der Anästhesieambulanz versorgt wurden (Brutto-Stichprobe), auf Grundlage der Ein- und Ausschlusskriterien 1153 Patienten (78,6%) aus- und 313 Patienten (21,4%) als Netto-Stichprobe (Sampling Frame) für die Befragung eingeschlossen.

Auch wenn sich die zeitliche Durchführung der Studie nach den Sprechzeiten der Anästhesieambulanz richtete, war es unvermeidbar, dass ein gewisses Ausmaß an einzuschließenden Patienten nicht rechtzeitig angetroffen und somit nicht für die Erhebung gewonnen werden konnte. Ferner gab es auch Personen, die es aus bestimmten Gründen oder aber auch ohne Anlass ablehnten, sich mit den Fragebogen auseinanderzusetzen. Die Ursachen hierfür wurden in drei Kategorien eingestuft. Die erste Variante stellte die „Verweigerung der Teilnahme" dar, zu dessen Begründung folgende Möglichkeiten zählten:

- Verweigerung aufgrund fehlenden Interesses an der Teilnahme
- Verweigerung aufgrund Zweifel am Nutzen oder Sinn von medizinischen bzw. epidemiologischen Studien
- Verweigerung aufgrund Misstrauen hinsichtlich des Datenschutzes
- Verweigerung wegen der Dauer der Studie
- Verweigerung wegen Vorbehalt gegenüber Fragebögen
- Verweigerung wegen Erhöhung der subjektiven Angst des Patienten vor der Operation durch die Studienteilnahme
- Andere Begründungen für die Verweigerung
- Verweigerung ohne Angaben von Gründen

Tab. 1: Response-Statistik

	Anzahl (n)	Brutto-Stichprobe (%)	Netto-Stichprobe (%)	Querschnitt-Stichprobe	Längsschnitt-Stichprobe
Brutto-Stichprobe	1466	100%			
Ausschluss aufgrund verfehlter Ein- bzw. gegebener Ausschlusskriterien[1]	1153	78,6%			
Netto-Stichprobe	313	21,4%	100%		
Nichtteilnahme: Verweigerung der Teilnahme[2]	45	3,0%	14,4%		
Nichtteilnahme: Verhinderung der Teilnahme (Zeitmangel und zusätzliche Ausschlusskrite-	20	1,3%	6,4%		
Sonstige Gründe der Nichtteilnahme: Patient wurde nicht erreicht	26	1,8%	8,3%		
Querschnitt-Stichprobe (Teilnehmer mit Prä-Fragebogen)	223	15,2%	71,2%	100%	
Längsschnitt-Stichprobe (Teilnehmer mit Prä- und Post-Fragebogen)	217	14,8%	69,3%	97,3%	100%

[1] Einschluss: einfacher, elektiver Eingriff, Operationstermin innerhalb der nächsten sieben Tage, ausreichende Deutschkenntnisse, Alter zwischen 18 und 80 Jahre; Ausschluss: Primäre operative Indikation aufgrund einer Tumorerkrankung, anamnestisch bekannte psychische Vor-erkrankungen oder neurologisch- kognitive Einschränkungen, schwere körperliche Beschwerden

[2] Kein Interesse an Teilnahme, Zweifel am Nutzen/Sinn von med. bzw. epidemiologischen Studien, Misstrauen hinsichtlich Datenschutz, Verweigerung wegen der Dauer der Studie, Verweigerung wegen Vorbehalt gegenüber Fragebogen, Verweigerung ohne Angaben von Gründen, andere Begründungen für die Verweigerung, Studienteilnahme erhöht subjektive Angst des Patienten vor der OP, Studienteilnahme erhöht die subjektive Angst des Patienten vor der Anästhesie

Die zweite grundsätzliche Kategorie einer Nichtteilnahme wurde unter dem Überbegriff „Verhinderung" aufgeführt. Hier wurde zum einen ein Zeitmangel des Patienten durch die notwendige Veranlassung von weiteren diagnostischen Verfahren und zum anderen das subjektive Krankheitsgefühl des Patienten unterschieden, der sich im Einzelfall nicht in der Lage sah, an der Studie teilzunehmen. Im Detail sind die hier nachstehenden Beweggründe gemeint:

- Verhinderung aufgrund neurologisch-kognitiver Störungen
- Verhinderung aus psychopathologischen Gründen (z.B. psychiatrischen Vorerkrankungen)
- Verhinderung aufgrund schwerer körperlicher Einschränkungen und Schmerzen

Die ersten zwei der genannten Ursachen sind deckungsgleich mit bereits oben aufgeführten Ausschlusskriterien der Studie. Demnach wird ersichtlich, dass Patienten, die diese Merkmale erfüllten, in die Zählung der Nichtteilnehmer mit hineinflossen und nicht im Vorhinein ausgeschlossen wurden. Alle weiteren Patienten, die verfehlt wurden und nicht mehr persönlich auf die Befragung angesprochen werden konnten, wurden in der letzten Gruppe der „sonstigen Nichtteilnahmegründe" erfasst.

Wie Tabelle 1 weiterhin zeigt, wurde jeder der 313 Patienten der Netto-Stichprobe angesprochen und auf die Studie aufmerksam gemacht, woraufhin sich 223 Patienten für die Teilnahme entschieden (Querschnitt-Stichprobe). Diese Gruppe entsprach 15,2% sämtlicher Ambulanz-Besucher im Untersuchungszeitraum und 71,2% der Patienten, die befragt werden sollten. Von diesen 223 Patienten füllten 217 auch den „Post-Fragebogen" aus (Längsschnitt-Stichprobe; 97,3%).

2.5 Fragebogen und Erhebungsinstrumente

Zur Erfassung der subjektiven Patientenwahrnehmungen wurden zwei Fragebögen entworfen, welche jeweils vor und nach der Aufklärung schriftlich vom Studienteilnehmer beantwortet wurden. Beide wurden pseudonymisiert und konnten einander durch eine festgelegte, dreistellige Codenummer zugeordnet werden.

2.5.1 Der „Prä-Fragebogen"

Der erste Bogen, der von den Teilnehmern vor dem Prämedikationsgespräch („Prä-Fragebogen"; s. Abschnitt 11.1.1) beantwortet wurde, bereitete den Patienten mit einer kurzen Einleitung auf das Untersuchungsthema vor und erläuterte die in der Erhebung aufgeführten Fragetypen.

Der Teilabschnitt „Soziodemografische Daten"

Anschließend folgten Angaben zur Person und zum soziodemografischen Hintergrund, die sich an die Demografischen Standards des Statistischen Bundesamtes [42] bzw. einschlägige epidemiologische Verfahren [43] anlehnten:

- Geschlecht
- Alter (durch Angabe des Geburtsmonats und des Geburtsjahres)
- Herkunft (durch Auskunft über den Geburtsort und über die Staatsangehörigkeit)
- höchster Bildungsabschluss
- Familienstand und gemeinsame häusliche Lebensgemeinschaft mit einem Partner
- Art der Krankenversicherung

Der Teilabschnitt „Medizinische Vorgeschichte"

Zur aktuellen Behandlungsgeschichte des Patienten schlossen sich folgende selbst entwickelte Fragen zu den unten genannten Aspekten an:

- operativ intervenierendes Fachgebiet
- Anzahl der bereits erhaltenden Narkoseaufklärungen in den letzten fünf Jahren
- Vorliegen von einer bekannten arteriellen Hypertonie, einer Hypercholesterinämie oder eines Diabetes Mellitus

Der Teilabschnitt „Zustandsangst"

Die allgemeine Zustandsangst wurde mittels der STAI-SKD [44] erhoben, einer Fünf-Item-Kurzskala des State-Trait-Angstinventars (STAI) [10] (Items 1.-5. auf S. 3 des Prä-Fragebogens, s. Abschnitt 11.1.1). Um die versorgungsspezifische Zustandsangst in der Befragung zu berücksichtigen, wurden zwei Fragen aus der bereits oben genannten Schweizer Studie übernommen [35] (dort Items 1. und 2., im vorliegenden Prä-Fragebogen 7. und 8.).

Der Teilabschnitt „Erwartungen"

Zur Erfassung zentraler Erwartungen der Patienten an das Prämedikationsgespräch wurden zunächst zehn Items ebenfalls aus der Schweizer Studie verwendet (dort die Nummern 17.-18., 30.-36. und 42. [35]). Diese beziehen sich auf präoperative Ängstlichkeit, den eigenen medizinischen Informationsgewinn, den Ablauf der Anästhesie, die eingesetzten Medikamente, die entstehenden Komplikationen und

Nebenwirkungen und das Vorgehen unmittelbar nach der Operation (Items 8.-17. im vorliegenden Prä-Fragebogen). Im Unterschied dazu wurden die zwei abschließenden Items selbst konstruiert. Sie entstanden in Anlehnung an die nach Weissauer genannten Risiken im Narkoseaufklärungsbogen [3] und zielen hauptsächlich auf die Patientenerwartungen an den vom Anästhesisten geäußerten Verhaltenshinweise für die Zeit vor und nach dem Narkoseeingriff ab.

2.5.2 Der „Post-Fragebogen"

Im Anschluss an das Prämedikationsgespräch wurde dem Patienten unmittelbar nach Verlassen des Arztzimmers der zweite Fragebogen („Post-Fragebogen") ausgehändigt (s. Abschnitt 11.1.2). Dieser umfasste insgesamt 14 Items und unterteilte sich jeweils in sieben Fragen für die Teilbereiche „Zustandsangst" und „Erfüllung der Erwartungen".

Der Teilabschnitt „Zustandsangst"

Dieser Abschnitt entsprach komplett dem entsprechenden Abschnitt im Prä-Fragebogen und diente damit der direkten Gegenüberstellung beider Fragebögen-Anteile vor und nach der Narkoseaufklärung (Veränderungsmessung).

Der Teilabschnitt „Erfüllung der Erwartungen" (Erwartungskonformität)

Um zu beurteilen, ob und inwieweit sich die im Prä-Fragebogen erhobenen Erwartungen der Patienten an das Prämedikationsgespräch aus ihrer subjektiven Sicht erfüllt haben (Erwartungskonformität), wurden entsprechende Items für den Post-Fragebogen konstruiert. Hierbei erfassten die Items 8. und 9. in Bezug auf die entsprechenden Items des Prä-Fragebogens den subjektiven Effekt des Gespräches auf die eigene Angst und eigenen Informationsgewinn. Eine Erwartungskonformität ist demnach gegeben, wenn die Angaben aus dem Post-Fragebogen denen des Prä-Fragebogens entsprechen (z. B. hohe Erwartung an das Gespräch im Hinblick auf die Angstreduktion im Prä-Fragebogen und hoher Wert im entsprechenden Item des Post-Fragebogens oder niedrige Werte in beiden Fällen). Im Gegensatz dazu wurde die Erwartungskonformität des Gesprächs in Bezug auf die anderen Erwartungen (Items 8.-17. im Prä-Fragebogen) direkt erfragt. Hier wurde die Erwartungskonformität demzufolge durch hohe Werte indiziert. Das Item 10a. bezog sich dabei auf die Items 10. bis 12. im Prä-Fragebogen, das Item 10b. auf die Items 14. bis 16., und die

Items 10c. bis 10e. jeweils auf die Items 17., 18. und 19. Die Erwartung zu den während der Anästhesie verwendeten Medikamenten (Item 13. im Prä-Fragebogen) wurde in Absprache mit der Klinikleitung Anästhesiologie und Intensivmedizin im Post-Fragebogen nicht wieder aufgegriffen. Es wurde dadurch versucht, die Länge des Fragebogens nach dem Gespräch so kurz wie möglich zu halten, um die zeitlich eng aufeinander folgenden Untersuchungen im Rahmen der präoperativen Vorbereitung nicht zu sehr zu verzögern. Am Ende des Post-Fragebogens wurde dem Patienten durch ein Freitextfeld die Möglichkeit angeboten, der Studienleitung Anmerkungen oder weitere Informationen mitzuteilen. Abbildung 1 zeigt die beiden Fragebögen nochmal im Überblick.

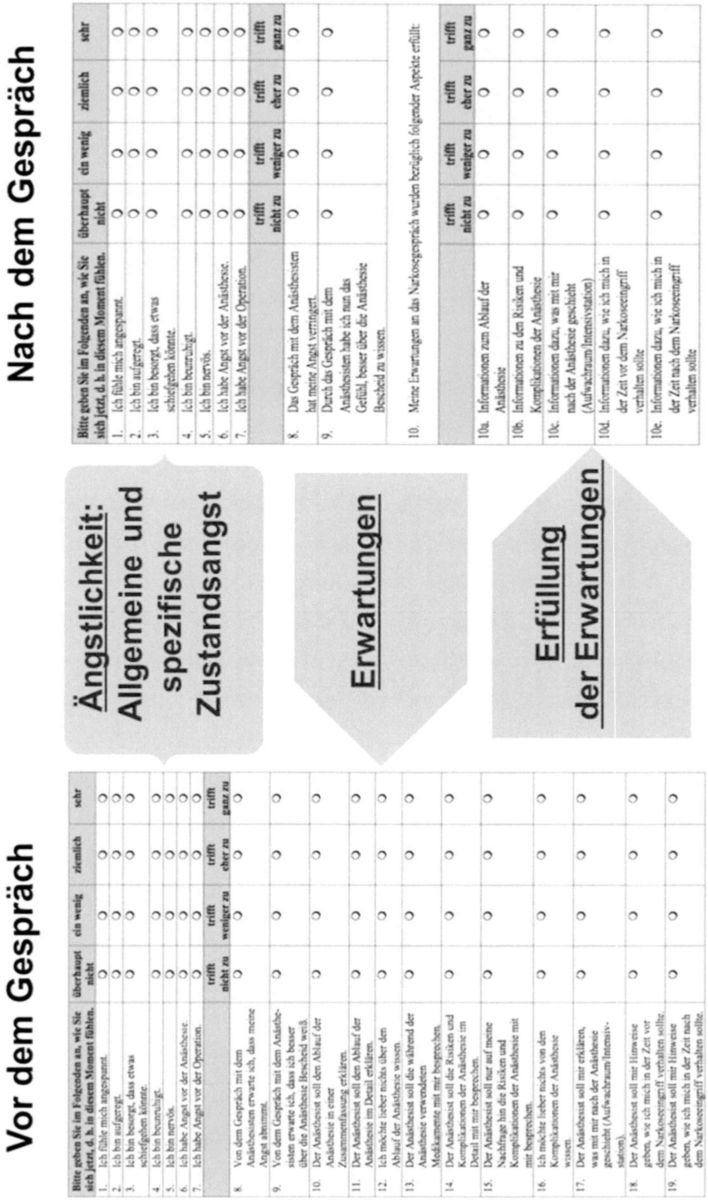

Abb. 1 Übersicht über die Kernvariablen der Fragebögen (Prä- und Post-FB)

2.6 Variablentransformationen und statistische Auswertungen

Die erhobenen Daten wurden zunächst in Excel eingegeben (Office Excel 2010, Microsoft Deutschland) und anschließend mittels der Statistiksoftware SPSS ausgewertet (IBM SPSS Inc., Version 19).

2.6.1 Übersicht der transformierten Variablen

Für die Datenanalyse wurden einige Variablen der Prä- und Postfragebögen teils mit anderen zusammengefasst oder in neue umkodiert. Diese Transformationen werden im Folgenden beschrieben.

Die im Prä-Fragebogen angegebenen Geburtsdaten (Monat und Jahr) wurden zunächst in die Variable „Alter (in Jahren)" umgerechnet und dann in sechs verschiedene Altersstufen zusammengefasst (18-29 Jahre, 30-39 Jahre, 40-49 Jahre, 50-59 Jahre, 60-69 Jahre und 70-80 Jahre). Die Angaben zum höchsten Schul- bzw. Hochschulabschluss wurden drei Obergruppen zugeordnet: „Hauptschule", „Realschule" und „Abitur". Dabei erfolgte die jeweilige Eingliederung nach höchstmöglichem Schulabschluss, der den jeweiligen akademischen Werdegang sinngemäß am besten repräsentierte („Kein Abschluss", „Sonstiger Abschluss" und „Hauptschule" zu „Hauptschule", „Hochschule/Fachhochschule/Universität" und „Abitur/Fachabitur/Fachhochschulreife" zu „Abitur" und „Mittlere Reife/Realschule" zu „Realschule"). Dies wurde durchgeführt, um im späteren Verlauf die Auswertung dieser soziodemografischen Merkmale zu vereinfachen. Für die Zuordnung zum operativen Fachgebiet wurde die Angabe aus dem mündlichen Kurzinterview verwendet und mit den Informationen aus der Patientenakte gegebenenfalls im Falle eines Irrtums des Studienteilnehmers korrigiert. Hiermit konnte die objektiv richtige fachklinische Zuweisung erfasst werden. Die subjektive Patientenangabe wurde im Prä-Fragebogen erhoben. Darüber hinaus wurde im Rahmen der Überprüfung der Einschlusskriterien ermittelt, ob der potenzielle Studienteilnehmer von einer der vier infrage kommenden Fachrichtungen zur Aufklärung in die Prämedikationsambulanz geschickt wurde. Dies wurde daher vor der jeweiligen Befragung im Vorfeld auf dem Bogen „Mündliches Kurzinterview" vermerkt. Die daraus resultierende Variable wurde hinsichtlich ihrer objektiven Richtigkeit für die weitere Datenausführung verwendet.

Die Selbstangabe zur Anzahl von Narkoseaufklärungen in den letzten fünf Jahren wurde nach Inspektion der Häufigkeitsauszählung in drei Gruppen klassiert: „Keine Prämedikationsgespräche", „ein Prämedikationsgespräch" und „zwei oder mehr Prämedikationsgespräche".

Die Selbstangaben des Prä-Fragebogens nach Vorliegen einer arteriellen Hypertonie, eines Diabetes Mellitus oder einer Dys- oder Hyperlipidämie wurden im Rahmen der vorliegenden Arbeit nicht weiter bearbeitet.

Wie oben schon erwähnt, wurden zusätzliche Daten zur medizinischen Vorschichte aus der Analyse des „Mündlichen Kurzinterviews" entnommen. Hierbei wurde für die Auswertung des Zeitraumes bis zur Operation die Variable „recwannop1" kreiert. Diese unterteilte die gesammelten Informationen der Befragten jeweils in die Möglichkeiten „Operationszeitpunkt am selben oder am nächsten Tag" oder „Operationszeitpunkt in den nächsten zwei oder in den nächsten zwei bis sieben Tagen".

Die Items zur allgemeinen und spezifisch-präoperativen Zustandsangst wurden für ihre konkrete Untersuchung jeweils in die folgenden zwei Variablen transformiert: „Prä-Ängstlichkeit" (Zustandsangst vor dem Prämedikationsgespräch) und „Post-Ängstlichkeit" (Zustandsangst nach dem Prämedikationsgespräch). Wie in der Originalpublikation zum STAI-SKD [10] beschrieben, wurde die allgemeine Zustandsangst jeweils berechnet, in dem die Summe der fünf Fragen ermittelt und sie durch ihre Gesamtzahl geteilt wurde. Anders jedoch als in der Originalbeschreibung bekamen die vier Antwortmöglichkeiten nicht die Punktwerte eins bis vier, sondern wurden zur Vereinfachung dem gesamten Fragebogen angepasst und mit den Punktwerten null bis drei kodiert. Aus Vergleichsgründen wurde die spezifische Zustandsangst auf Basis der beiden jeweiligen Items auf entsprechende Weise kalkuliert. Schließlich wurde jeweils die Zustandsangst nach dem Aufklärungsgespräch von der „Prä-Ängstlichkeit" subtrahiert (Differenzwerte).

Hinsichtlich des Abschnitts „Erwartungen an das Prämedikationsgespräch" wurden drei Items in neue Variablen umkodiert, die eine verneinende oder bedingungsnennende Formulierung aufwiesen: „Ich möchte lieber nichts über den Ablauf der Anästhesie wissen", „Der Anästhesist soll nur auf meine Nachfrage hin die Risiken und Komplikationen der Anästhesie mit mir besprechen" und „Ich möchte lieber nichts von den Komplikationen der Anästhesie wissen". Diese Items wurden umgepolt, um wie die anderen Items in diesem Bereich positiv definierte Erwartungen zu repräsentieren. Da die drei Items zum Ablauf sinngemäß ähnliche Aspekte aufgriffen, wurden sie (nach einer Dichotomisierung; s. u. Abschnitt 2.6.2) zusammengefasst. Analog hierzu wurde mit den drei Items zu den Komplikationen verfahren. Die Items im Fragebogenteil „Erfüllung der Erwartungen" wurden im Wesentlichen unverändert für die Analyse übernommen.

2.6.2 Statistische Analysen

Mittels der in vorangegangenen Abschnitten 2.5. und 2.6.1. beschriebenen Variablen wurden zunächst im Rahmen der deskriptiven Statistik die Beschreibung der Stichprobe und Häufigkeitsauszählungen sowie Tests auf Mittelwertunterschiede zwischen Frauen und Männern durchgeführt. Dabei wurde untersucht, wie ausgeprägt die allgemeine und die interventionsspezifische Zustandsangst vor anästhesiologischen Prämedikationsgesprächen sind und welche inhaltlichen Erwartungen an diese Narkoseaufklärungen am stärksten ausgeprägt sind.

Zur Untersuchung der Frage, wie sich die allgemeine und interventionsspezifische präoperative Zustandsangst während der anästhesiologischen Prämedikationsgespräche entwickelt hat, wurden einfaktorielle Varianzanalysen mit Messwiederholung durchgeführt. Da es vor allem um die Reduktion der Zustandsangst ging, wurden dabei insbesondere Patienten betrachtet, die zumindest ein gewisses Maß an Zustandsangst angegeben hatten (Wert im STAI-SKD bzw. der Summenskala zur spezifischen Zustandsangst von „1" oder größer auf der Skala von „0" bis „3"). Die Variablen wurden damit dichotomisiert, demzufolge mittels eines Cut-Off-Werts nach der Intensität ihres Angstzustandes in zwei Gruppen – eher nicht ängstliche und mehr oder weniger ängstliche Personen – aufgeteilt.

Zur Überprüfung der zentralen Hypothese der Arbeit, dass die präoperative Zustandsangst während anästhesiologischer Prämedikationsgespräche nur bzw. zumindest vor allem dann sinkt, wenn Patientenerwartungen an das anästhesiologische Aufklärungsgespräch subjektiv erfüllt werden (Erwartungskonformität), wurden dreifaktorielle Varianzanalysen mit Messwiederholung durchgeführt. Neben dem intraindividuellen Messwiederholungsfaktor (Zustandsangst) wurde das jeweilige Item oder (im Fall der Erwartung zur Aufklärung zum Ablauf bzw. den Komplikationen) die jeweilige zusammengefasste Variable zu einer bestimmten Erwartung an das Prämedikationsgespräch ebenso in dichotomisierter Form (Medianhalbierung) eingeführt wie das entsprechende Item, das die Erfüllung der Erwartung bzw. die Konformität des Gesprächs mit der eigenen Erwartung erfasste. Damit sollten die wesentlichen Veränderungen der Zustandsangst der ängstlicheren Patienten vor und nach der anästhesiologischen Aufklärung vereinfacht statistisch dargestellt werden. Die jeweiligen Berechnungen wurden wie alle Analysen geschlechterstratifiziert sowohl für die allgemeine Zustandsangst als auch die interventionsspezifische Ängstlichkeit durchgeführt. Insgesamt handelte es sich also um folgende im Fragebogen angegebene Patientenerwartungen:

- das Gespräch solle die Angst verringern
- besser über die Anästhesie Bescheid zu wissen
- Informationen über ihren Ablauf zu erhalten
- über die Geschehnisse nach der durchgeführten Narkose aufgeklärt zu werden
- darauf hingewiesen zu werden, wie sie sich als Patient unmittelbar vor dem anästhesiologischen Eingriff verhalten sollten
- darauf hingewiesen zu werden, wie sie sich als Patient unmittelbar nach dem anästhesiologischen Eingriff verhalten sollten.

Der Vergleich der Ergebnisse dieser Analysen sollte die Forschungsfrage beantworten, bei Erfüllung welcher Erwartungen es (wenn überhaupt bzw. insbesondere) zu einer Reduktion der präoperativen Zustandsangst kommt. Für die entsprechenden Interaktionsterme wurde in Anlehnung an Lu et al. [45] ein Cut-off-Wert von $p < 0.10$ festgelegt.

3 Ergebnisse

3.1 Stichprobenbeschreibung

Bei der Darstellung der sozialdemografischen Struktur der Querschnitt-Stichprobe stellte sich zunächst heraus, dass sich mehr Frauen als Männer an der Studie beteiligt haben (71,7% bzw. n=160 gegenüber 28,3% bzw. n=63; vgl. Tabelle 2). Hintergrund war zweifellos die oben beschriebene Erweiterung der Befragung im gynäkologischen Fachbereich. Des Weiteren gehörten die Teilnehmer vorwiegend jüngeren Altersgruppen an. Insbesondere überwogen die 30- bis 39- (n=60) und 40- bis 49-jährigen (n=52) mit 26,9% bzw. 23,3%. Hier liegt die Vermutung nahe, dass die Ursache hierfür der Ausschluss bestimmter Krankheitsbilder wie z.B. bestehende Tumorerkrankungen war, die eher in älteren Altersklassen auftreten. Betrachtet man die Altersverteilung nach Geschlecht, fällt auf, dass die jüngeren Altersgruppen bei den Frauen stärker besetzt waren. So waren 54 Frauen zwischen 30 und 39 Jahren (33,8%) und 39 Frauen zwischen 40 und 49 Jahren alt (24,4%), während die am stärksten besetzte Gruppe bei den Männern die zwischen 50 und 59 Jahren lag (n=16 bzw. 25,4%).

Wie Tabelle 2 weiterhin zeigt, war die überwiegende Mehrheit der Befragten auf dem Gebiet der heutigen Bundesrepublik Deutschland geboren (n=183, 82,4%) und hatte nur die deutsche Staatsangehörigkeit (n=199, 89,2%). Zugleich gaben 6,3% an, neben der deutschen auch noch mindestens einem weiteren Land staatsangehörig zu sein (n=14). Dabei waren diese Anteile bei beiden Geschlechter ungefähr gleich groß: Zusätzliche neun weibliche Befragte (5,6%, vs. n=5 bzw. 7,9% bei den Männern) hatten mindestens eine weitere Nationalität und weitere acht Teilnehmerinnen (5%, vs. n=2 bzw. 3,2% bei den Männern) hatten keine deutsche Staatsangehörigkeit.

Bei der schulischen Ausbildung der Patienten im Sinne des höchst absolvierten Schulabschlusses ergab sich sowohl insgesamt als auch jeweils für die Frauen und Männern separat der höchste Anteil in der Kategorie „Abitur". So hatten insgesamt 44,8% (n=100) angegeben, mindestens die allgemeine Hochschulreife erlangt zu haben, gefolgt von 37,7% (n=84), die die Realschule beendet hatten. Im Geschlechtervergleich hatten ähnlich viele Patientinnen (45% bzw. n=72) und Patienten (44,4% bzw. n=28) die allgemeine Hochschulreife erreicht. Der Realschulabschluss wurde prozentual von etwas mehr Frauen (38,8%, n=62) als Männern (34,9% bzw. n=22) berichtet.

Weiterhin zeigte die Betrachtung des Familienstandes, dass die Mehrheit der Befragten verheiratet war (63,7% bzw. n=142). Mit deutlichem Abstand schloss sich mit 23,8% der Anteil der ledigen Befragten an (n=53), gefolgt von der Gruppe der Geschiedenen bzw. Verwitweten. Gleichzeitig wurde deutlich, dass 77,4% (n=168) einen gemeinsamen Haushalt mit ihrem Partner führten. Ferner lebte die Mehrheit der Frauen (75,5% bzw. n=117) als auch der Männer (82,3% bzw. n=51) mit ihrem Partner oder ihrer Partnerin zusammen. Im Verhältnis zu den weiblichen Studienteilnehmerinnen (60,6% bzw. n=97) war allerdings der Anteil an verheirateten Männern um 11,4% größer (71,4% bzw. n=45). Mit erheblicher Distanz folgten jeweils die ledigen Männer (25,4% bzw. n=16) und Frauen (23,1% bzw. n=37). Überdies ergab die Anzahl der Geschiedenen bei beiden Geschlechtern noch geringere Fallzahlen (Frauen: 9,4% bzw. n=15 und Männer 3,2% bzw. n=2). Im Gegensatz zu elf Patientinnen (6,9%) war kein einziger der männlichen Patienten verwitwet.

Ferner waren die Befragten größtenteils gesetzlich versichert (85,7% bzw. n=191, vgl. mit den privat Versicherten 14,3% bzw. n=32), was auch für die Frauen und Männer in der stratifizierten Analyse galt (Frauen: 88,8% bzw. n=142 und Männer: 77,8% bzw. n=49).

Die Auswertung der medizinischen Daten zeigte anschließend, dass 114 Patientinnen der Gynäkologie (51,1%), 50 Patienten der Allgemeinchirurgie (22,4%), 37 Patienten der Hals-Nasen-Ohrenheilkunde (16,6%) und 22 Patienten der Urologie (9,9%) an der Studie teilnahmen. Den Angaben zufolge waren die meisten Frauen der Gynäkologie zuzuordnen (71,3% bzw. n=114). Weiterhin erwartete der zweitgrößte Anteil der weiblichen Befragten eine allgemeinchirurgische Operation (16,9% bzw. n=27). Schlusslicht bildeten die HNO- und Urologie-Patientinnen (HNO: 6,9% bzw. n=11 und Urologie: 5% bzw. n=8). Demgegenüber kam der Großteil der Männer aus der HNO-Klinik zur Narkoseaufklärung (41,3% bzw. n=26). Hiernach erwarteten 36,5% (n=23) aus der Allgemeinchirurgie und 22,2% (n=14) aus der Urologie das Gespräch.

Die meisten Patienten waren in den letzten fünf Jahren zumindest einmal für eine Narkose aufgeklärt worden (36,2% bzw. n=79) oder erhielten diese zweifach (34,4% bzw. n=75). Dies galt auch in der geschlechterstratifizierten Analyse: Mit einer knappen Mehrheit wurde sowohl mit den Frauen als auch mit den Männern in der

Vergangenheit bereits ein Narkoseaufklärungsgespräch geführt (Frauen: 35,4% bzw. n=56 und Männer: 38,3% bzw. n=23). Zugleich waren 33,5 % der Frauen (n=53) und 36,7% der Männer (n=22) zwei- oder mehrmals über perioperative Narkosegeschehnisse aufgeklärt worden. 31% der Patientinnen (n=49) und 25% der Patienten (n=15) hatten in den letzten fünf Jahren nicht an einem Prämedikationsgespräch teilgenommen.

Darüber hinaus ließ sich eine relativ kurzfristige Zeitspanne zwischen dem Prämedikationsgespräch und dem Operationstermin ermitteln. Insgesamt betrachtet fand bei 68,3% der Teilnehmern (n=149) der geplante Eingriff am selben oder am nächsten Tag statt. Währenddessen war bei den restlichen 31,7% (n=69) der Befragten die Operation in den nächsten zwei bis sieben Tagen vorgesehen. Dementsprechend wurde ebenfalls die Mehrheit der Patientinnen (71,2%) und der Patienten (61,3%) spätestens an dem darauffolgenden Tag operiert.

3.2 Präoperative Ängstlichkeit sowie Erwartungen und Erfüllung der Erwartung vor und nach dem Prämedikationsgespräch bei Frauen und Männern

Als Nächstes erfolgten die Analysen in Bezug auf die zentralen Fragestellungen und Hypothesen der Arbeit (vgl. oben, Abschnitt 1.4). Tabelle 3 und Abbildungen 2 und 3 zeigen zunächst die Mittelwerte, Standardabweichungen und geschlechterbezogenen Gruppenvergleiche der allgemeinen Zustandsangst (STAI-SKD) und der spezifischen Zustandsangst.

Generell schien vor dem Prämedikationsgespräch die allgemeine Zustandsangst bei den Frauen ($\bar{x}$=1,02) höher zu liegen als bei den Männern ($\bar{x}$=0,63; p=0,001). Zugleich gaben beide Geschlechter damit jedoch im Mittel einen relativ geringen Wert der Ängstlichkeit an (vgl. [8]). Ähnlich ausgeprägt erwies sich die spezifische präoperative Angst (Frauen: $\bar{x}$=1,11; Männer $\bar{x}$=0,63, p<0,001). Nach der Narkoseaufklärung nahmen die zwei Ängstlichkeitsindikatoren für beide Gruppen

Tab. 2: Stichprobenbeschreibung nach soziodemografischen und medizinisch relevanten Daten

Kriterien		Gesamt (N=223)		Weiblich (N=160, 71,7%)		Männlich (N=63, 28,3%)	
		Anzahl (N)	Prozent (%)	Anzahl (N)	Prozent (%)	Anzahl (N)	Prozent (%)
Alter	18-29 Jahre	25	11,2%	17	10,6%	8	12,7%
	30-39 Jahre	60	26,9%	54	33,8%	6	9,5 %
	40-49 Jahre	52	23,3%	39	24,4%	13	20,6%
	50-59 Jahre	38	17,0%	22	13,8%	16	25,4%
	60-69 Jahre	24	10,8%	14	8,8%	10	15,9%
	70-80 Jahre	24	10,8%	14	8,8%	10	15,9%
Geboren in der BRD	Ja	183	82,4%	132	83,0%	51	81,0%
	Nein	39	17,6%	27	17,0%	12	19,0%
Staatsangehörigkeit	Nur die deutsche	199	89,2%	143	89,4%	56	88,9%
	Die deutsche und mindestens eine ausländische	14	6,3%	9	5,6%	5	7,9%
	Nicht die deutsche	10	4,5%	8	5,0%	2	3,2%
Höchster Schulabschluss	Hauptschulabschluss	39	17,5%	26	16,3%	13	20,6%
	Realschulabschluss	84	37,7%	62	38,8%	22	34,9%
	Abitur	100	44,8%	72	45,0%	28	44,4%
Familienstand	Verheiratet	142	63,7%	97	60,6%	45	71,4%
	Ledig	53	23,8%	37	23,1%	16	25,4%
	Geschieden	17	7,6%	15	9,4%	2	3,2%
	Verwitwet	11	4,9%	11	6,9%	0	0,0%

Tab. 2 Fortsetzung

Gemeinsamer Haushalt mit dem (Ehe-)Partner	Ja	168	77.4%	117	75,5%	51	82,3%
	Nein	49	22.6%	38	24,5%	11	17,7%
Krankenversicherung	Gesetzliche Krankenversicherung	191	85.7%	142	88,8%	49	77,8%
	Privatversicherung	32	14.3%	18	11,3%	14	22,2%
Fachgebiet	Gynäkologie	114	51.1%	114	71,3%	0	0,0%
	Urologie	22	9.9%	8	5,0%	14	22,2%
	Allgemeinchirurgie	50	22.4%	27	16,9%	23	36,5%
	HNO	37	16.6%	11	6,9%	26	41,3%
Anzahl der Narkoseaufklärungen in den letzten fünf Jahren	Keine Aufklärung	64	29.4%	49	31,0%	15	25%
	Eine Aufklärung	79	36.2%	56	35,4%	23	38,3%
	Zwei oder mehr Aufklärungen	75	34.4%	53	33,5%	22	36,7%
Zeitpunkt der Operation	Am selben oder nächsten Tag	149	68.3%	111	71,2%	38	61,3%
	In den nächsten zwei oder in den nächsten zwei bis sieben Tagen	69	31.7%	45	28,8%	24	38,7%

signifikant ab (s. Abb. 2 und Abb. 3), wobei sich auch nach dem Gespräch die Männer weniger ängstlich einstuften als die Frauen (vgl. Tab. 3; p=0,013 bzw. p=0,006). Insgesamt verhielt sich die allgemeine Zustandsangst nach dem Arztgespräch ($\bar{x}$=0,78 bzw. SD=0,72) ähnlich wie die spezifische Angst ($\bar{x}$=0,81 bzw. SD=0,80). Die Abnahme war im Verhältnis bei beiden Angstkategorien ungefähr gleich groß (Differenz der allgemeinen Zustandsangst: $\bar{x}$=-0,16, SD=0,53, p=0,070; Differenz der präoperativ-spezifischen Angst: $\bar{x}$=-0,17, SD=0,57, p=0,034).

Tab. 3: Veränderung der Ängstlichkeit vor und nach der Narkoseaufklärung von Frauen und Männern

Ängstlichkeit	Werte	Gesamt	Weiblich	Männlich	p
Vor dem Gespräch: Allgemeine Zustandsangst (STAI-SKD)	$\bar{x}$	0,90	1,02	0,63	0,001
	SD	0,76	0,78	0,61	
Vor dem Gespräch: Spezifische Zustandsangst	$\bar{x}$	0,98	1,11	0,63	<0,001
	SD	0,86	0,90	0,67	
Nach dem Gespräch: Allgemeine Zustandsangst (STAI-SKD)	$\bar{x}$	0,78	0,85	0,58	0,013
	SD	0,72	0,75	0,60	
Nach dem Gespräch: Spezifische Zustandsangst	$\bar{x}$	0,81	0,90	0,57	0,006
	SD	0,80	0,82	0,69	
Differenz nach minus vor Gespräch: Allgemeine Zustandsangst (STAI-SKD)	$\bar{x}$	-0,16	-0,20	-0,05	0,070
	SD	0,53	0,54	0,50	
Differenz nach minus vor dem Gespräch: Spezifische Zustandsangst	$\bar{x}$	-0,17	-0,22	-0,04	0,034
	SD	0,57	0,57	0,53	

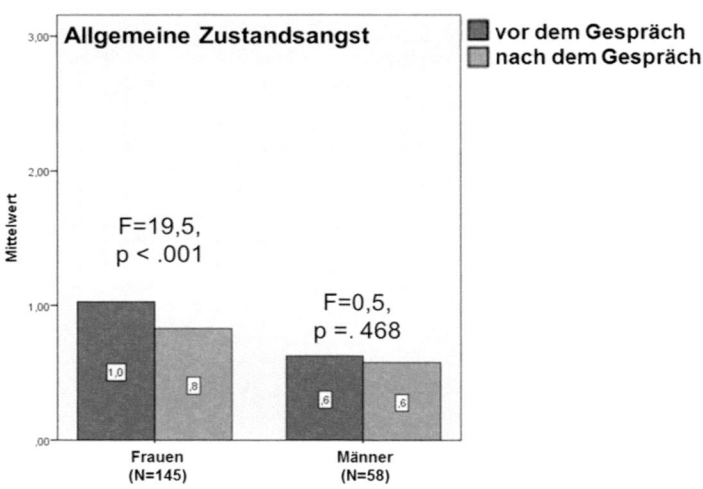

Abb. 2 Allgemeine Zustandsangst (STAI-SKD) bei Frauen und Männern vor und nach dem Anästhesiegespräch

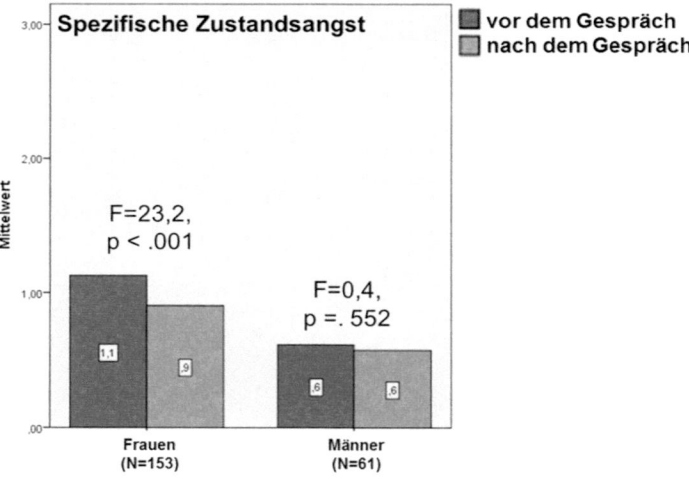

Abb. 3 Spezifische Zustandsangst bei Frauen und Männern vor und nach dem Anästhesiegespräch

Tabelle 4 zeigt die Ergebnisse bezüglich der Erwartungen an das Gespräch bei Frauen und Männern in absteigender Reihenfolge nach den Gesamtmittelwerten. Sie stellt dar, dass sowohl insgesamt als auch bei beiden Geschlechtern separat die

Erwartung, dass Gespräch möge die eigene Angst reduzieren, im unteren Mittelfeld lag. Im Vergleich zu den Männern ($\bar{x}$=1,18) erwarteten Frauen ($\bar{x}$=1,55) in höherem Maße, dass ihre Angst im Gespräch abnehmen solle (p=0,014). Ein entsprechender Unterschied zwischen den Geschlechtern galt mit Ausnahme der Erwartung, Informationen zum Ablauf in einer Zusammenfassung zu bekommen, auch für alle Erwartungen mit Mittelwerten von $\bar{x}$=2 oder höher. So ordneten Frauen ihre Ansprüche bezüglich eines Informationsgewinns nach dem Prämedikationsgespräch („Besser Bescheid wissen") höher ein als die Männer (Frauen: $\bar{x}$=2,29, vs. Männer: $\bar{x}$=2,00; p=0,032). Betrachtet man den Wunsch nach der Aufklärung über den Narkoseablauf, so war die Erwartung der Patienten, eine zusammenfassende Erklärung ($\bar{x}$=2,23) zu erhalten höher als der Wunsch nach einer Beschreibung im Detail ($\bar{x}$=1,92). Insgesamt waren sich beide Geschlechter einig, dass sie es eher ablehnten, nicht über den Ablauf aufgeklärt zu werden (Insgesamt: $\bar{x}$=0,46 bzw. SD=0,86). Männern und Frauen war es ungefähr gleich wichtig, etwas über die verwendeten Medikamente zu erfahren (Insgesamt: $\bar{x}$=1,72; Vergleich p=0,891). Im Gegensatz zum Ablauf wurde es für bedeutsam erachtet, die Risiken und Komplikationen mit dem Anästhesisten im Detail zu besprechen, wobei die Frauen dies im Mittel tendenziell stärker erwarteten (p=0,092). Durchschnittlich geringer ausgeprägt war die Erwartung, nur auf Nachfrage über die Risiken aufgeklärt zu werden ($\bar{x}$=1,00 bei den Männern und $\bar{x}$=0,92 bei den Frauen). Beide Gruppen lehnten es auch eher ab, im Gespräch überhaupt keine Informationen über die Risiken und Komplikationen zu erhalten (Insgesamt: $\bar{x}$=0,56, Unterschied zwischen Männer und Frauen: p=0,861). Bezüglich des Geschehens nach der Anästhesie gaben die Frauen ein verhältnismäßig großes Interesse an ($\bar{x}$=2,42), wobei diese Tendenz bei den Männern etwas geringer ausgeprägt war ($\bar{x}$=2,16, p=0,041). Am größten waren die Erwartungen bezüglich der Aufklärung zu der Zeitspanne unmittelbar vor und nach dem operativen Eingriff. Die Patientinnen schienen hierbei beide Fragestellungen stärker zu gewichten (Zeit vor Eingriff: $\bar{x}$=2,51, Zeit nach Eingriff: $\bar{x}$=2,53) als die männlichen Befragten ($\bar{x}$=2,20 bzw. $\bar{x}$=2,21, p=0,015 bzw. p=0,010).

Tabelle 5 zeigt die mittleren Ausprägungen der beiden Items aus dem Post-Fragebogen, mit denen die Befragten angaben, inwieweit das Gespräch ihre präoperative Angst reduziert hat oder bzw. dazu führte, dass sie besser über die Anästhesie Bescheid wissen. Sie zeigt, dass letzterer Effekt geringfügig stärker eingetreten ist (Insgesamt: $\bar{x}$=2,08 vs. $\bar{x}$=1,82), wobei die Männer und Frauen sich nicht signifikant unterschieden.

Tabelle 6 stellt – ebenfalls absteigend nach den Gesamt-Mittelwerten sortiert – die Items dar, mit denen die Befragten angaben, ob die anderen Erwartungen, die sie vor dem Anästhesiegespräch geäußert hatten, durch das Gespräch erfüllt worden waren. Am stärksten galt dies insgesamt bei den Frauen für die Erwartung, zum Verhalten vor dem Eingriff informiert zu werden ($\bar{x}$=2,52 bzw. $\bar{x}$=2,62). Bei den Männern zeigte die Erwartung bzgl. des Ablaufs der Anästhesie aufgeklärt zu werden den höchsten Mittelwert ($\bar{x}$=2,38). Im Vergleich der Erwartungskonformität des Gesprächs bezüglich des Informationsgewinns über die Narkoserisiken und über die Geschehnisse nach der Anästhesie erwies sich die Differenz zwischen den Geschlechtsgruppen als insignifikant (Narkoserisiken: Frauen: $\bar{x}$=2,42. Männer: $\bar{x}$=2,25, p=0,123; Geschehen nach Anästhesie: Frauen $\bar{x}$=2,38, Männer $\bar{x}$=2,21, p= 0,185). Die Erwartungen an Informationen angesichts des Verhaltens nach dem Eingriff wurden, allerdings bei Mittelwerten, die ebenfalls sämtlich über dem Skalenwert „2" lagen, am wenigstens erfüllt (Frauen: $\bar{x}$=2,23; Männer: $\bar{x}$=2,07, p=0,275).

Tab. 4: **Erwartungen an das Gespräch bei Frauen und Männern**

Erwartung	Werte	Gesamt	Weiblich	Männlich	p
Hinweise zum Verhalten nach dem Eingriff	$\bar{x}$	2,44	2,53	2,21	0,010
	SD	0,82	0,75	0,95	
Hinweise zum Verhalten vor dem Eingriff	$\bar{x}$	2,42	2,51	2,20	0,015
	SD	0,85	0,79	0,96	
Informationen zu den Geschehnissen nach der Anästhesie	$\bar{x}$	2,35	2,42	2,16	0,041
	SD	0,86	0,81	0,96	
Informationen zum Ablauf in einer Zusammenfassung	$\bar{x}$	2,23	2,26	2,17	0,520
	SD	0,85	0,83	0,89	
Besser Bescheid wissen	$\bar{x}$	2,21	2,29	2,00	0,032
	SD	0,90	0,85	0,99	

		Gesamt	Weiblich	Männlich	p
Informationen zu den Risiken und Komplikationen im Detail	$\bar{x}$	1,92	1,99	1,74	0,092
	SD	0,98	0,95	1,03	
Informationen zu den verwendeten Medikamenten	$\bar{x}$	1,72	1,73	1,70	0,891
	SD	1,03	1,05	0,97	
Informationen zum Ablauf in Detail	$\bar{x}$	1,69	1,78	1,47	0,450
	SD	1,04	1,06	0,99	
Angstverringerung	$\bar{x}$	1,44	1,55	1,18	0,014
	SD	1,01	0,99	1,02	
Informationen zu den Risiken und Komplikationen auf Nachfrage	$\bar{x}$	0,95	0,92	1,00	0,648
	SD	1,11	1,15	1,01	
Nichts zu den Risiken und Komplikationen wissen	$\bar{x}$	0,56	0,56	0,58	0,861
	SD	0,90	0,93	0,82	
Nichts über den Ablauf wissen	$\bar{x}$	0,46	0,49	0,39	0,435
	SD	0,86	0,91	0,74	

Tab. 5: Subjektive Angstreduktion und subjektiver Informationsgewinn durch das Gespräch

	Werte	Gesamt	Weiblich	Männlich	p
Durch das Gespräch besser Bescheid wissen	$\bar{x}$	2,08	2,10	2,05	0,725
	SD	0,89	0,90	0,87	
Durch das Gespräch Angstreduktion	$\bar{x}$	1,82	1,85	1,74	0,460
	SD	0,97	0,95	1,02	

Tab. 6: Subjektive Erfüllung der anderen Erwartungen an das Gespräch

	Werte	Gesamt	Weiblich	Männlich	p
Informationen zum Verhalten vor dem OP-Eingriff	$\bar{x}$	2,52	2,62	2,28	0,003
	SD	0,76	0,68	0,90	
Informationen zum Ablauf der Anästhesie	$\bar{x}$	2,46	2,49	2,38	0,271
	SD	0,70	0,66	0,80	
Informationen zu den Risiken und Komplikationen	$\bar{x}$	2,37	2,42	2,25	0,123
	SD	0,76	0,74	0,81	
Informationen zu den Geschehnissen nach der Anästhesie	$\bar{x}$	2,33	2,38	2,21	0,185
	SD	0,84	0,81	0,90	
Informationen zum Verhalten nach dem OP-Eingriff	$\bar{x}$	2,18	2,23	2,07	0,275
	SD	0,97	0,97	0,98	

3.3 Erwartungen an das Gespräch, Erwartungskonformität und Angstreduktion

3.3.1 Angstreduktion in den ängstlichen Subgruppen

In den bisherigen statistischen Auswertungen kristallisierte sich heraus, dass die Frauen generell höhere Ängstlichkeitswerte als die Männer angaben. Außerdem zeigte sich, dass sie generell mit höheren Erwartungen in Bezug auf eine Angstabnahme durch die Narkoseaufklärung in das Gespräch mit dem Anästhesisten gingen. Schließlich sind – wie bereits beschrieben (s. Abschnitt 2.6.2) – die Fragestellungen der Effekte der Erwartungen an das Gespräch und der Erwartungskonformität des Gesprächs auf die Angstreduktion vor allem für Patienten relevant, die von einem Mindestmaß an präoperativer Zustandsangst betroffen sind. Daher wurden alle folgenden Analysen für diese Patientengruppe durchgeführt (Cut-Off-Skalenwert „1", s. o.).

Betrachtet man zunächst die spezifische Zustandsangst der so ermittelten ängstlicheren Patientengruppen, so ist festzustellen, dass diese bei beiden Geschlechtern während des anästhesiologischen Aufklärungsgesprächs einen signifikanten Rückgang verzeichneten. Wie Abbildung 4 weiterhin zeigt, war diese Angstabnahme bei den Frauen besonders deutlich (F=36,5, p-<0,001 vs. F=4,5, p=0,047 bei den Männern). Zudem stellt die Abbildung dar, dass die Analyse der allgemeinen Zustandsangst ähnliche Werte erbrachte (Frauen: F=23,7, p<0,001; Männer: F=4,9, p=0,043). Allerdings war die absolute Anzahl ängstlicher Männer in der Stichprobe deutlich geringer als die der Frauen (s. ebenfalls Abb. 4). Dabei lag die

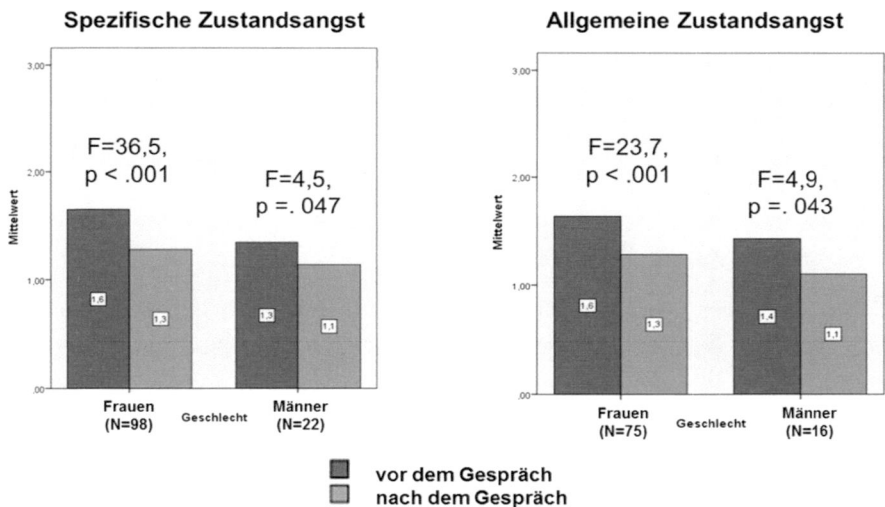

Abb. 4 Spezifische und allgemeine Zustandsangst (STAI-SKD) bei ängstlichen Frauen und Männern vor und nach dem Anästhesiegespräch

Stichprobegröße bei den Männern auf einem Niveau, das angesichts der für die vorgesehenen einfaktoriellen Varianzanalysen notwendigen Stratifizierungen nach den Erwartungen vor dem Gespräch und der entsprechenden Erwartungskonformität des Gesprächs zu geringe Zellgrößen erbrachte für weitere tiefenanalytische statistische Auswertungen. Beispielsweise bestätigten 51 der ängstlichen Frauen, die vom Gespräch den Erhalt von präoperativen Verhaltenshinweisen erwarteten, eine Erwartungskonformität (s. Abb. 5), währenddessen dies nur lediglich bei vier ängstlichen männlichen Patienten der Fall war. Daher konnten die zentralen Fragestellungen und Hypothesen 4. und 5. (s. Abschnitt 1.4) nur für die Substichprobe der Frauen bearbeitet werden.

3.3.2 Der Einfluss der Erwartungen an das Gespräch und der Erwartungskonformität des Gesprächs auf die Reduktion präoperativer Zustandsangst

Tabelle 7 dokumentiert die Ergebnisse der dreifaktoriellen Varianzanalysen mit Messwiederholung, die zur Überprüfung der zentralen Hypothese der vorliegenden Arbeit durchgeführt wurden. Diese Hypothese beinhaltet, dass die präoperativen Ängste während der anästhesiologischen Prämedikationsgespräche nur bzw. zumindest vor allem dann sinken sollten, wenn die Erwartungen, die Patienten an das Gespräch stellten, aus ihrer Sicht auch erfüllt worden waren. Die Narkoseaufklärung wurde in diesen Fällen von den Patienten als erwartungskonform empfunden. Zudem zeigt die Tabelle zu Vergleichszwecken für die Gruppe der ängstlichen Frauen, auf die sich diese Analysen wie oben erwähnt aus methodischen Gründen beschränken müssen, nochmals die einfaktorielle Varianzanalyse mit Messwiederholung bezüglich der (a) spezifischen bzw. (b) allgemeinen präoperativen Zustandsangst (Modell I; vgl. auch oben Abb. 4).

Die Kernhypothese, welche annahm, dass eine Angstreduktion ausschließlich in dem Falle stattfindet, wenn das Anästhesiegespräch im Sinne einer Erwartungskonformität die vorhandene Erwartung des Patienten erfüllt, wurde zunächst durch die jeweilige dreifaktorielle Interaktion getestet (s. Tab. 7, Modelle II-VIII). In Tabelle 7 wird außerdem dargestellt, dass dieser Interaktionsterm gemäß des im Vorfeld festgelegten Kriteriums (wie im Abschnitt 2.6.2. beschrieben) im Fall zweier Erwartungen in Bezug auf die spezifische Zustandsangst signifikant wird. Zu diesen Patientenwünschen zählte die Erwartung, während der Narkoseaufklärung präoperative Verhaltenshinweise zu erhalten (siehe Modell VII; p = .064) und das Patientenbedürfnis, über das Geschehen nach der Anästhesie informiert zu werden (siehe Modell VI; p = .048).

Die Abbildungen 5 und 6 zeigen das jeweilige Muster, das diesen Effekten zugrunde liegt (vgl. auch die Einfachkontrastanalysen in Tab. 7). Betrachtet man zunächst die rechte Seite der jeweiligen Grafik, also die Begebenheit, dass die Erwartung vorlag („eher ja"), so sinkt die spezifische Zustandsangst in der Tat nur dann signifikant, wenn sich das Gespräch bezüglich dieser Erwartung auch konform verhielt („Präoperatives Verhalten": $F=33,5$, $p<.001$; „Postoperatives Geschehen": $F=19,9$, $p<.001$).

Für den Fall, dass die Erwartungen eher nicht erfüllt wurden (linke Seite der jeweiligen Grafik), ergab sich allerdings ein umgekehrtes Bild. Hier konnte nur eine signifikante Angstreduktion erreicht werden, wenn das Gespräch nicht konform lief und das Thema demzufolge während des Narkosegespräches offenbar mutmaßlich zur Überraschung der Patientin angesprochen worden war („Präoperatives Verhalten": $F= 7,9$, $p=0,006$; „Postoperatives Geschehen": $F=22,3$, $p>0,001$).

In den Analysen für die weiteren fünf Erwartungshaltungen konnten signifikante Interaktionen auf zweifaktorieller Ebene bezüglich des Wunsches, durch das Prämedikationsgespräch eine Angstreduktion zu erleben, aufgezeigt werden. Zum einen nahm sowohl die spezifische als auch die allgemeine Ängstlichkeit in diesem Rahmen ab, wenn diese Erwartung seitens der Patientinnen auch bestanden hatte („Spezifische Zustandsangst": $F=33,3$, $p<.001$, Interaktion $F=3,1$, $p=.081$; „Allgemeine Zustandsangst": $F=27,5$, $p<.001$, Interaktion $F=4,2$, $p=.045$; s. Tabelle 7, Modell II, und Abbildungen 7 und 8). Zum Anderen sank die spezifische Zustandsangst ebenfalls, wenn die Patientin das Eintreten einer subjektiven Angstreduktion von Vorhinein durch das Gespräch verneinten ($F=24,1$, $p<.001$, Interaktion $F=5,7$, $p=.019$; vgl. Tabelle 7, Modell II, und Abbildung 9).

Dieses überraschende Ergebnis gab zusammen mit der Tatsache, dass im entsprechenden Modell II bezüglich der spezifischen Zustandsangst beide zweifaktoriellen Interaktionsterme signifikant wurden, den Anlass dazu, trotz der fehlenden Signifikanz der Dreier-Interaktion das dreifaktorielle Muster beschreibend darzustellen. Wie Abbildung 10 zeigt, sank die Zustandsangst bei einer vorhandenen Erwartung (rechte Seite der Grafik) sowohl bei Erwartungskonformität ($F=21,0$, $p<.001$) als auch -nonkonformität ($F=15,2$, $p<.001$). Wenn demnach vorab keine Angstreduktion vom Gespräch erwünscht wurde, verringerte sich ähnlich wie bei den Haltungen bezüglich des „präoperativen Verhaltens" und „postoperativen Geschehens" (vgl. Abbildung 5 bzw. Abbildung 6) die präoperative Angst bei einer nicht-konformen Erfüllung der Erwartungen.

In keinem der anderen vorliegenden Modelle, also dem Modell III zur Erwartung, durch das Gespräch besser Bescheid zu wissen, dem Modell IV zur Erwartung, über den anästhesiologischen Ablauf informiert zu werden, dem Modell V zur Erwartung, über Risiken und Komplikation aufgeklärt zu werden, und dem Modell VIII zur

Erwartung, Hinweise auf das postoperative Verhalten zu bekommen, zeigten sich hinsichtlich der spezifischen oder allgemeinen Zustandsangst Belege dafür, dass sich in Abhängigkeit, ob sie erwartet wurden oder nicht sowie ob nach dem Gespräch eine konforme oder nicht-konforme Erfüllung stattfand, besondere Angstminderungen verzeichnet wurden. Dies schließt jedoch nicht aus, dass in einer der genannten Konstellationen präoperative Ängste signifikant abnahmen. So legen die entsprechenden Einfachkontrastanalysen in Tabelle 7 nahe, dass in diesen Modellen die Unterschiede der Angstreduktion zwischen den Konstellationen – und somit auch zum (Basis-)Modell I – vergleichsweise gering ausfielen. Beispielsweise reduzierte sich die spezifische Ängstlichkeit in Modell IV in Anbetracht der Erwartung, über den anästhesiologischen Verlauf informiert zu werden, in allen vier möglichen Relationen der Erwartung und Erwartungserfüllung. Offensichtlich spielten diese Faktoren hier keine differenzierende Rolle für die Angstreduktion.

Tab. 7: (a) Spezifische und (b) allgemeine Zustandsangst vor und nach dem Prämedikationsgespräch in Abhängigkeit von verschiedenen Patientenerwartungen und ihrer Erfüllung bei ängstlichen Frauen: Ergebnisse der Varianzanalysen (ALM)[a,b,c]

Varianzquelle		Statistik	(a) Spezifische Zustandsangst		(b) Allgemeine Zustandsangst	
			Wert	p	Wert	p
I. Modell mit Intrasubjektfaktor (Messwiederholung)						
Vor dem Gespräch		Mittelwert	1,6		1,6	
Nach dem Gespräch		Mittelwert	1,3		1,3	
		Mittelwertdifferenz	-0,3		-0,3	
Messwiederholung		F	36,5	<.001	23,7	<.001
II. Modell mit Intrasubjektfaktor (Messwiederholung) und Intersubjektfaktoren bezogen auf die Erwartung, dass sich die Angst reduziere						
Messwiederholung × Erwartung, dass sich die Angst reduziere		F	3,1	.081	4,2	.045
Messwiederholung × Erwartungskonformität des Gesprächs		F	5,7	.019	1,6	.209
Dreifaktorielle Interaktion (Messwiederholung × Intersubjektfaktoren)		F	0,7	.424	0,3	.560
Einfachkontrastanalysen						
Messwiederholung WITHIN Erwartungskonformität ↑	Erwartung ↑	Mittelwertdifferenz / F	-0,4 / 21,0	<.001	-0,4 / 15,9	<.001
Messwiederholung WITHIN Erwartungskonformität ↓	Erwartung ↑	Mittelwertdifferenz / F	-0,6 / 15,2	<.001	-0,5 / 13,0	<.001
Messwiederholung WITHIN Erwartungskonformität ↑	Erwartung ↓	Mittelwertdifferenz / F	-0,1 / 0,0	.834	0,0 / 1,6	.213
Messwiederholung WITHIN Erwartungskonformität ↓	Erwartung ↓	Mittelwertdifferenz / F	-0,4 / 9,9	.002	-0,3 / 2,3	.136

Notes:
[a] Signifikante Interaktionsterme sind durch Fettdruck hervorgehoben.
[b] Mittelwertdifferenzen definiert als nach vs. vor dem Anästhesiegespräch.
[c] Die Intersubjektfaktoren basieren auf Medianhalbierung der entsprechenden Skalen.

Tab. 7 Fortsetzung

III. Modell mit Intrasubjektfaktor (Messwiederholung) und Intersubjektfaktoren bezogen auf die Erwartung, besser Bescheid zu wissen

Messwiederholung × Erwartung, besser Bescheid zu wissen		F	0,5	0,0	.839
Messwiederholung × Erwartungskonformität des Gesprächs		F	0,1	0,0	.850
Dreifaktorielle Interaktion (Messwiederholung × Intersubjektfaktoren)		F	0,3	0,3	.581

Einfachkontrastanalysen

Messwiederholung WITHIN Erwartung ←	und	Mittelwertdifferenz / F	-0,5/14,4	-0,4 / 5,8	< .001 / .019
Messwiederholung WITHIN Erwartungskonformität ←	und	Mittelwertdifferenz / F	-0,3 / 9,7	-0,3 / 4,1	.002 / .046
Messwiederholung WITHIN Erwartung →	und	Mittelwertdifferenz / F	0,4 / 3,2	-0,3 / 7,4	.002 / .008
Messwiederholung WITHIN Erwartungskonformität →	und	Mittelwertdifferenz / F	-0,4 / 9,9	-0,5/ 4,7	.077 / .034

IV. Modell mit Intrasubjektfaktor (Messwiederholung) und Intersubjektfaktoren bezogen auf die Erwartung, über den anästhesiologischen Ablauf informiert zu werden

Messwiederholung × Erwartung, besser über den anästhesiologischen Ablauf informiert zu werden		F	0,1	0,3	.616
Messwiederholung × Erwartungskonformität des Gesprächs		F	0,9	0,0	.922
Dreifaktorielle Interaktion (Messwiederholung × Intersubjektfaktoren)		F	0,0	0,1	.713

Einfachkontrastanalysen

Messwiederholung WITHIN Erwartung ←	und	Mittelwertdifferenz / F	-0,4 / 9,9	-0,3 / 6,2	.002 / .015

Erwartungskonformität ↑

Messwiederholung	WITHIN	Erwartung	↑	und		
Erwartungskonformität	→			Mittelwertdifferenz / F	-0,3 / 6,2	.014
Messwiederholung	WITHIN	Erwartung	→	und		
Erwartungskonformität	↑			Mittelwertdifferenz / F	-0,3 / 15,2	<.001
Messwiederholung	WITHIN	Erwartung	→	und		
Erwartungskonformität	→			Mittelwertdifferenz / F	-0,3 / 5,6	.020

V. Modell mit Intrasubjektfaktor (Messwiederholung) und Intersubjektfaktoren bezogen auf die Erwartung, über die Risiken und Komplikationen informiert zu werden

Messwiederholung × Erwartung, besser über die Risiken und Komplikationen informiert zu werden		F	0,9	.771
Messwiederholung × Erwartungskonformität des Gesprächs		F	0,0	.985
Dreifaktorielle Interaktion (Messwiederholung × Intersubjektfaktoren)		F	0,3	.585

Einfachkontrastanalysen

Messwiederholung	WITHIN	Erwartung	↑	und		
Erwartungskonformität	↑			Mittelwertdifferenz / F	-0,3 / 2,4	.129
Messwiederholung	WITHIN	Erwartung	↑	und		
Erwartungskonformität	→			Mittelwertdifferenz / F	-0,4 / 7,4	.008
Messwiederholung	WITHIN	Erwartung	→	und		
Erwartungskonformität	↑			Mittelwertdifferenz / F	-0,2 / 17,0	<.001
Messwiederholung	WITHIN	Erwartung	→	und		
Erwartungskonformität	→			Mittelwertdifferenz / F	-0,3 / 9,3	.003

Erwartungskonformität continued column (CI / p):

-0,3 / 3,3	.074
-0,3 / 7,4	.008
-0,5 / 6,2	.015
0,6	.811
0,0	.932
0,4	.556
-0,3 / 1,1	.293
-0,4 / 5,1	.027
-0,3 / 11,7	.001
0,4 / 5,5	.022

VI. Modell mit Intrasubjektfaktor (Messwiederholung) und Intersubjektfaktoren bezogen auf die Erwartung, über die Geschehnisse nach der Anästhesie informiert zu werden

Messwiederholung × Erwartung, besser über die Geschehnisse nach der Anästhesie informiert zu werden	F	0,8	.368	0,0	.957
Messwiederholung × Erwartungskonformität des Gesprächs	F	0,2	.691	0,0	.911
Dreifaktorielle Interaktion (Messwiederholung × Intersubjektfaktoren)	F	4,0	**.048**	0,3	.615

Einfachkontrastanalysen

Messwiederholung WITHIN Erwartung ↑ Erwartungskonformität ↑	Mittelwertdifferenz / F	-0,4/ 16,0	<.001	-0,5/10,1	.002
Messwiederholung WITHIN Erwartung ↑ Erwartungskonformität ↓	Mittelwertdifferenz / F	-0,2/ 2,2	.140	-0,3/ 4,6	.036
Messwiederholung WITHIN Erwartung ↓ Erwartungskonformität ↑	Mittelwertdifferenz / F	-0,3/ 1,7	.195	-0,3/ 1,8	.182
Messwiederholung WITHIN Erwartung ↓ Erwartungskonformität ↓	Mittelwertdifferenz / F	-0,6/ 22,3	<.001	-0,4/ 6,6	.012

VII. Modell mit Intrasubjektfaktor (Messwiederholung) und Intersubjektfaktoren bezogen auf die Erwartung, Hinweise auf das Verhalten vor dem operativen Eingriff zu erhalten

Messwiederholung × Erwartung, Hinweise vor dem operativen Eingriff zu erhalten	F	0,1	.714	0,4	.549
Messwiederholung × Erwartungskonformität des Gesprächs	F	0,8	.365	0,2	.700
Dreifaktorielle Interaktion (Messwiederholung × Intersubjektfaktoren)	F	3,5	**.064**	2,3	.135

Einfachkontrastanalysen

Messwiederholung WITHIN ← Erwartungskonformität ←	und	Erwartung	Mittelwertdifferenz / F	-0,5/33,5	<.001	-0,5/22,7	<.001
Messwiederholung WITHIN ← Erwartungskonformität →	und	Erwartung	Mittelwertdifferenz / F	-0,1/ 0,4	.549	-0,1/1,0	.333
Messwiederholung WITHIN → Erwartungskonformität ←	und	Erwartung	Mittelwertdifferenz / F	-0,2/ 2,2	.138	-0,1/0,41	.525
Messwiederholung WITHIN → Erwartungskonformität →	und	Erwartung	Mittelwertdifferenz / F	-0,4/ 7,9	.006	-0,4/3,9	.052

VIII. Modell mit Intrasubjektfaktor (Messwiederholung) und Intersubjektfaktoren bezogen auf die Erwartung, Hinweise auf das Verhalten nach dem operativen Eingriff zu erhalten

Messwiederholung × Erwartung, Hinweise nach dem operativen Eingriff zu erhalten	F	0,0	.871	0,2	.663
Messwiederholung × Erwartungskonformität des Gesprächs	F	0,0	.929	0,2	.665
Dreifaktorielle Interaktion (Messwiederholung x Intersubjektfaktoren)	F	1,5	.223	0,3	.574

Einfachkontrastanalysen

Messwiederholung WITHIN ← Erwartungskonformität ←	und	Erwartung	Mittelwertdifferenz / F	-0,4/19,8	<.001	-0,4/7,8	.007
Messwiederholung WITHIN ← Erwartungskonformität →	und	Erwartung	Mittelwertdifferenz / F	-0,3/ 7,2	.009	-0,5/7,54	.008
Messwiederholung WITHIN → Erwartungskonformität ←	und	Erwartung	Mittelwertdifferenz / F	-0,3/ 1,3	.256	-0,3/0,2	.684
Messwiederholung WITHIN → Erwartungskonformität →	und	Erwartung	Mittelwertdifferenz / F	-0,4/10,0	.002	-0,3/5,56	.021

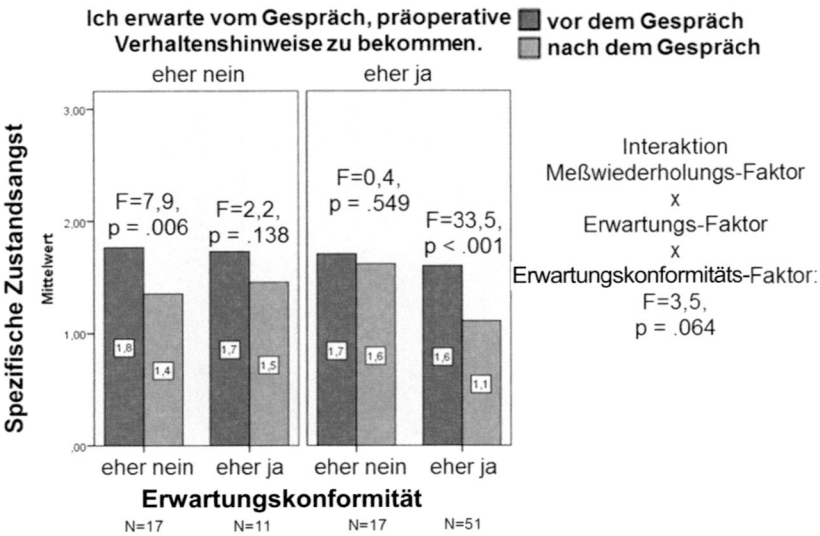

Abb. 5 Spezifische Zustandsangst bei ängstlichen Frauen vor und nach dem Anästhesiegespräch in Abhängigkeit von der Erwartung, präoperative Verhaltenshinweise zu bekommen und der Erwartungskonformität des Gesprächs

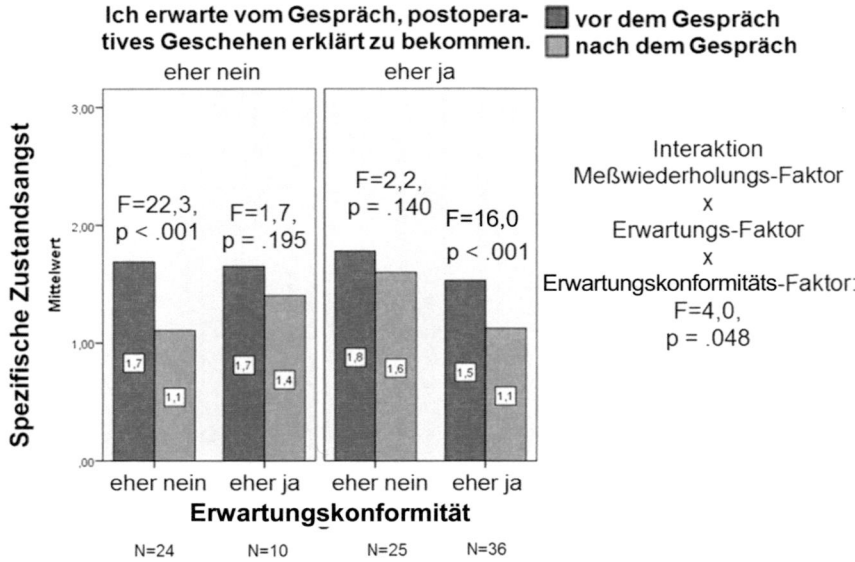

Abb. 6 Spezifische Zustandsangst bei ängstlichen Frauen vor und nach dem Anästhesiegespräch in Abhängigkeit von der Erwartung, Hinweise zum postoperativen Geschehen zu bekommen und der Erwartungskonformität des Gesprächs

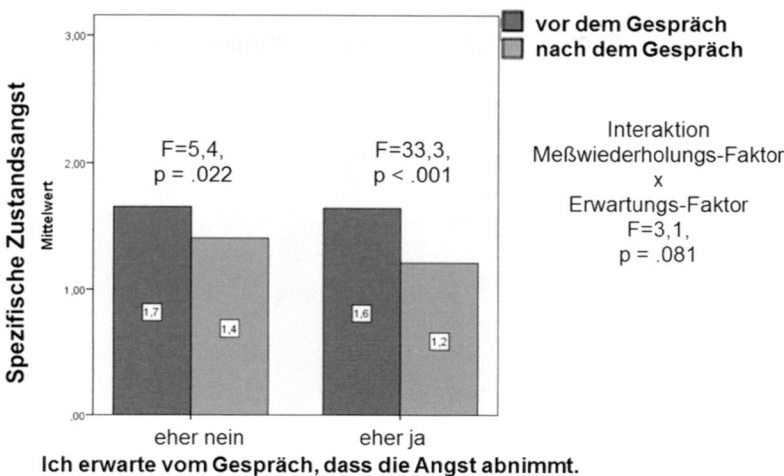

Abb. 7 Spezifische Zustandsangst bei ängstlichen Frauen vor und nach dem Anästhesiegespräch in Abhängigkeit von der Erwartung, dass die Angst durch das Gespräch abnimmt

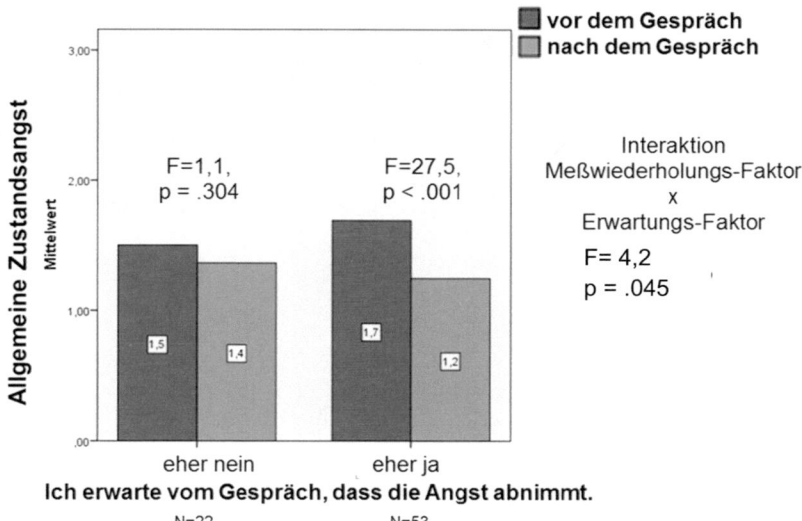

Abb. 8 Allgemeine Zustandsangst (STAI-SKD) bei ängstlichen Frauen vor und nach dem Anästhesiegespräch in Abhängigkeit von der Erwartung, dass die Angst durch das Gespräch abnimmt

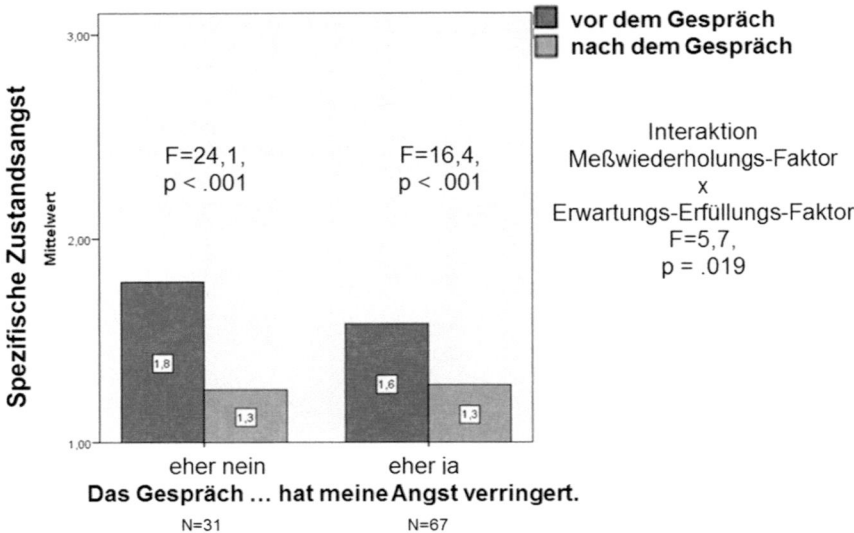

Abb. 9 Spezifische Zustandsangst bei ängstlichen Frauen vor und nach dem Anästhesiegespräch in Abhängigkeit von der Selbstwahrnehmung, dass die Angst durch das Gespräch abgenommen habe

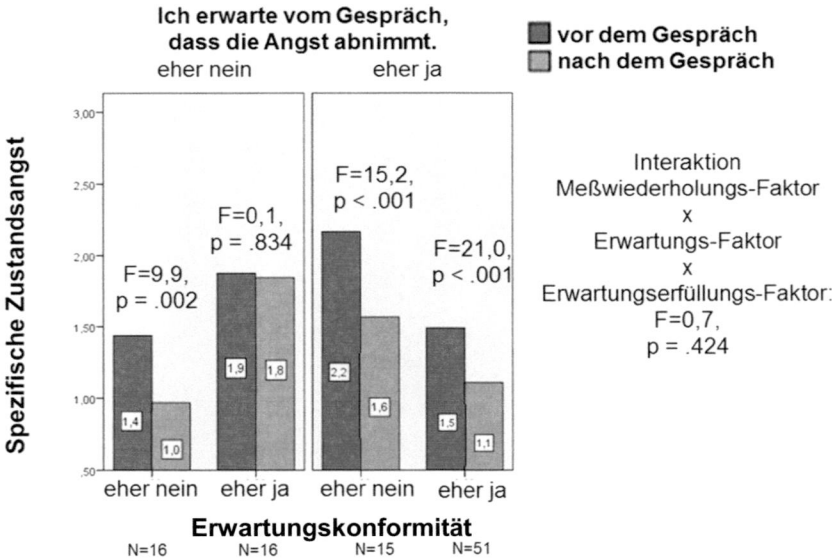

Abb. 10 Spezifische Zustandsangst bei ängstlichen Frauen vor und nach dem Anästhesiegespräch in Abhängigkeit von der Erwartung, dass die Angst durch das Gespräch abnimmt und der Erwartungskonformität des Gesprächs

4 Diskussion

4.1 Zusammenfassung der Ergebnisse

Begutachtet man nun zusammenfassend die ermittelten Ergebnisse der Feldarbeit, so stellt man fest, dass eine präoperative Zustandsangst vor und nach dem Prämedikationsgespräch im Mittel bestand. Im Durchschnitt war hierbei die Angst vor der Anästhesie und der Operation stärker ausgeprägt als die allgemeine Zustandsangst. Zudem zeigte sich im Vergleich der Angaben vor und nach der Aufklärung, dass eine Veränderung der Ängstlichkeit im Sinne einer Verringerung stattgefunden hatte. Im Verlauf der Arzt-Patienten-Begegnung konnte folglich offenbar ein Rückgang präoperativer Befürchtungen erreicht werden. Diese Abnahme wurde wiederum für interventionsspezifische Ängste stärker verzeichnet. Hinsichtlich der soziodemografischen Verteilung waren die weiblichen Teilnehmer sowohl vor als auch nach dem Gespräch ängstlicher als die Männer, wobei der Geschlechterunterschied insbesondere vor der Narkoseaufklärung signifikant ausfiel. Die Frauen berichteten ferner von einer höheren perioperativspezifischen Ängstlichkeit als von einer allgemeinen. Bei den Patientinnen wurde überdies ein größerer Rückgang dieser Zustandsangst festgestellt.

Die Beurteilung der Erwartungen zeigte, dass die befragten Frauen und Männer am wichtigsten erachteten konkrete Anweisungen zum reibungslosen Ablauf der perioperativen Situation zu erhalten. Hierbei wurde vor allem das Patientenbedürfnis, über Handlungsweisen nach der Operation aufgeklärt zu werden, von den Patientinnen als besonders relevant bewertet. Zweitplatziert war der Wunsch, dementsprechende Hilfestellungen für das präoperative Verhalten zu bekommen, welcher ebenfalls von den Teilnehmerinnen intensiver eingestuft wurde. Erwartet wurden anschließend – von beiden Geschlechtern in unterschiedlicher Reihenfolge – eine Erklärung zum Geschehen nach der Narkose, das Gefühl, nach dem Aufklärungsgespräch besser über die Anästhesie Bescheid zu wissen und die Lieferung einer zusammenfassenden Erläuterung zum anästhesiologischen Ablauf.

Zudem wurde anhand der Durchsicht der Analysen deutlich, dass die Kernhypothese der Studie, welche besagte, dass sich die präoperative Zustandsangst (vor allem) bei vorliegender Erwartung und Erwartungserfüllung reduzieren lässt, nur hinsichtlich einiger Patientenbedürfnisse bestätigt werden konnte. Zum einen war dies der Fall bei der Erwartung, präoperative Verhaltenshinweise zu bekommen, sowie bei der Erwartung, über das Geschehen nach der Anästhesie informiert zu werden. Hier zeigte sich für die vor dem Gespräch ängstlichen Frauen (Cut-Off-Wert > 1), auf die diese Analysen beschränkt worden waren, dass die spezifische Zustandsangst in der Tat nur dann signifikant sank, wenn das Gespräch in Bezug auf ihre Erwartungen auch konform war. Für den Fall, dass diese Erwartungen eher nicht vorlagen, ergab sich das umgekehrte Bild: Hier sank die spezifische Angst nur dann, wenn das Gespräch nicht konform lief, also das Thema im Gespräch mutmaßlich zur Überraschung der Patientin angesprochen worden war. Für die anderen Erwartungen ergab sich diese Musterkonstellation nicht. Sie spielten daher für die Angstreduktion, die sich insgesamt sowohl für die spezifische als auch für die allgemeine Zustandsangst ergeben hatte, keine differenzierende Rolle.

Interessanterweise zeigten sich in einem Erwartungsbereich, nämlich der Erwartung, dass durch das Gespräch die eigene Angst abnehme, zweifaktorielle Interaktionen. Zum einen sanken sowohl die spezifische als auch die allgemeine Zustandsangst vor allem dann, wenn dies auch erwartet worden war. Die spezifische Zustandsangst im Speziellen sank hingegen besonders stark, wenn eine Angstreduktion nach dem Gespräch eher verneint worden war. Dieses überraschende Ergebnis konnte beschreibend dahingehend dargestellt werden, dass die Zustandsangst bei gegebener Erwartung sowohl bei Erwartungskonformität als auch -nonkonformität sank, während für den Fall, dass vorab keine Angstreduktion erwartet worden war, sie ähnlich wie bei den Erwartungsbereichen „präoperatives Verhalten" und „postoperatives Geschehen" nur bei Erwartungs*non*konformität des Gesprächs sich verringerte.

Die Ergebnisse werden in den folgenden Abschnitten diskutiert. Zunächst wird jedoch auf die methodischen Stärken und Limitationen der vorliegenden Studie eingegangen.

4.2 Limitationen der Studie

Als eine der methodischen Stärken der vorgelegten Studie ist die Teilnahmerate von 71,2% zu nennen, die auf dem Einschluss von 223 Patienten in die Befragung bei einer vorliegenden Brutto-Stichprobe von insgesamt von 313 einzuschließenden Teilnehmern beruht. Zusätzlich ermöglichte das gewählte Design einer Längsschnittstudie die präoperative Zustandsangst sowohl vor als auch nach dem Prämedikationsgespräch zu messen, sodass Werteveränderungen im Verlauf festgestellt werden konnten. Zudem wurden zur präoperativen Zustandsangst eingeführte und publizierte Operationalisierungen verwendet, namentlich die STAI-SKD [44] als Fünf-Item-Kurzskala des State-Trait-Angstinventars (STAI) [10] sowie bezüglich der versorgungsspezifischen Zustandsangst zwei Items aus einer publizierten Studie [35].

Zu den Limitationen der Studie, die die Belastbarkeit der Ergebnisse einschränken können, gehört erstens das Studiendesign einer nicht-experimentellen Beobachtungsstudie. Dies führt zum einen dazu, dass abnehmende Zustandsängste nicht kausal auf das Aufklärungsgespräch zurückgeführt werden können. Zum anderen wurden ausschließlich Datenerhebungen vor und nach dem Gespräch durchgeführt, so dass nur eine abgeleitete Perspektive davon vorliegt, was sich während den Narkoseaufklärungen zwischen Patienten und Anästhesisten tatsächlich abgespielt hatte. Streng genommen besteht daher keine direkte und objektive Dokumentation sowie Analyse der angstbeeinflussenden Faktoren während der Aufklärung und es liegt lediglich eine Interpretation der subjektiv angegebenen Werte vor. Mit anderen Worten: Es wurden nicht die jeweiligen individuellen Vorgehensweisen der während der Feldphase abwechselnd beteiligten Anästhesisten erfasst. Da davon auszugehen ist, dass jeder Narkosearzt andere Schwerpunkte im Ablauf des Gespräches und der Aufklärung setzte und auf bestimmte Erwartungen oder Fragestellungen des Patienten unterschiedlich stark einging sowie aufgrund unterschiedlicher Persönlichkeitsstrukturen der Ärzte Kommunikationsfähigkeiten wie die Vermittlung von Empathie dem Patienten während des Gespräches nicht immer gleich intensiv entgegen gebracht werden konnten [46], sind Aussagen zur spezifischen Wirksamkeit einzelner kommunikativer Strategien nicht möglich.

Zweitens verhalf die systematische Registrierung der verschiedenen Gründe der Nichtteilnahme von Patienten an der Studie zur kritischen Betrachtung der Feldarbeit und der Ablehnungsmotiven, die möglicherweise Defizite der Studienvorgehensweise darstellen. So gehörte eine erwartete Erhöhung der subjektiven Ängstlichkeit des Patienten vor der Operation durch das Beantworten der Fragebögen zu den Verweigerungsgründen. In diesem Zusammenhang könnte als Folge ein Selektionsbias auftreten, da gerade besonders ängstliche Patienten, die für die Studienzielsetzung das interessante Patientengut bilden, aufgrund ihrer Befürchtung eine Steigerung ihrer bereits bestehenden Ängstlichkeit zu erleben, möglicherweise aus der Befragung ausgeschieden sind. Demnach wären lediglich Patienten mit durchschnittlich geringen präoperativen Angstzuständen als die der Population in die Studie eingeschlossen worden. Somit wäre aufgrund einer unterschiedlichen Teilnahmebereitwilligkeit der Probanden ein Ungleichgewicht in der Stichprobe gegeben [12]. Gegen diese Annahme spricht, dass lediglich sechs Zielpersonen angaben, aus diesem Grunde nicht an der Untersuchung teilnehmen zu wollen, so dass dieser Bias als relativ gering einzustufen ist.

Drittens ist zu erwähnen, dass die Erhebung aller Daten durch eine einzelne Person durchgeführt wurde und deswegen ein Befragerbias nicht ausgeschlossen werden kann. Um einen solchen Bias möglichst gering zu halten, wurden standardisierte Instrumente mit einer hohen Objektivität eingesetzt.

Viertens wurde in der vorliegenden Stichprobe eine vom Niveau her nur relativ geringe Ängstlichkeit gemessen. So hatten die Frauen auf der Skala von 0 bis 3 einen zwar im Vergleich zu den Männern signifikant höheren Mittelwert von 1,11 (Standardabweichung: 0,90) für die spezifische Zustandsangst vor dem Gespräch, der jedoch bezogen auf die verwendete Skala bedeutete, dass die Patientinnen sich im Mittel als eher „wenig ängstlich" bezeichneten. Ebenso repräsentierten die beschriebenen Reduktionen der präoperativen Zustandsangst bei den Frauen mit einem Wert > 1 vor dem Gespräch trotz statistischer Signifikanz gemessen an der Skala nur ein relativ geringes Ausmaß an Angstreduktion. Maximal konnte im Hinblick auf die spezifische Ängstlichkeit und gegeben der Erwartung, dass sich durch das Prämedikationsgespräch die Angst verringere, sowie einem entsprechend erwartungskonformen Gespräch eine Differenz von 0,6 zwischen der Prä- und Post-Ängstlichkeit registriert werden.

Im Zuge der Analysen zum Einfluss der Erwartungen an das Gespräch und dessen Erwartungskonformität auf die Reduktion präoperativer Zustandsangst (im Folgenden „Tiefenanalysen" genannt) wurden fünftens Medianhalbierungen und damit Zusammenfassungen der Werte einiger Items durchgeführt, die einen Verlust an Informationen bedeuteten. Es wurde demnach auch in Kauf genommen, nicht alle ermittelten Datenwerte einzeln zu berücksichtigen, welches möglicherweise zu einer Verzerrung der Resultate geführt haben könnte. Auch wurden im zweiten Fragebogen einzelne Erwartungsbereiche wie etwa bezüglich Erklärungen von Risiken und Komplikationen zusammengefasst. Während der letztgenannte Punkt dazu diente, den Studienteilnehmern die Bewertung des Gespräches zu erleichtern, wurde durch die Medianhalbierungen die Ergebnisermittlung auch angesichts kleiner Besetzungen einzelner Werte erleichtert.

Sechstens musste aus Gründen der Stichprobegröße im Rahmen der Tiefenanalysen auf eine Darstellung für die männlichen Studienteilnehmer verzichtet werden. Daher beschränkte sich die Beurteilung dieser Ergebnisse ausschließlich auf die weibliche Subpopulation und ließ keinen tiefergehenden Informationsgewinn über das Verhalten der Ängstlichkeit bei männlichen Patienten zu. Es konnte somit auch keine Vergleichsbasis für die ängstlichen Frauen geschaffen werden. Die reduzierte Stichprobenanzahl erlaubte es lediglich, Unterschiede zwischen eher ängstlichen und weniger ängstlicheren Frauen zu erheben.

Schließlich war durch die große Anzahl von Patienten aus der Gynäkologie (n=114) eine Repräsentation anderer operativer Fachrichtungen nur in geringerem Umfang gegeben. Der Einschluss vieler gynäkologischer Patientinnen trug zugleich zu einer hohen Quote von weiblichen Teilnehmerinnen bei und begrenzte dadurch die Heterogenität der Studienstichprobe. Schlussendlich wurden aus der Studie zwar wichtige Erkenntnisse zur Reduktion präoperativer Zustandsangst hergeleitet, jedoch konnte ihre Effektivität und Bedeutsamkeit im klinischen Alltag nur begrenzt untersucht werden. Es bleibt weiterführenden Untersuchungen überlassen, Maßnahmen zur Reduktion präoperativer Ängste bei Frauen und Männern genauer zu erkunden und möglicherweise weiterzuentwickeln.

4.3 Interpretation der Studienergebnisse und ihre Einordnung in die Literatur

Zur zentralen Hypothese dieser Studie – dass präoperative Zustandsangst während anästhesiologischer Prämedikationsgespräche nur bzw. zumindest vor allem dann sinkt, wenn die Erwartungen, die Patienten an das Gespräch hatten, aus ihrer Sicht auch erfüllt wurden (Erwartungskonformität) – wurden weder in der initialen Literaturrecherche vor Beginn der Studie noch ihrer Aktualisierung im Rahmen der Fertigstellung der Arbeit einschlägige Studien in der Literatur identifiziert. Während dies die tatsächliche Existenz der Forschungslücke, die dieses Buch schließen sollte, nahe legt, macht es zugleich die Einordnung in die bisherige Literatur besonders bedeutsam. Diese Einordnung soll im Folgenden für die einzelnen Fragestellungen der Arbeit geleistet werden, während danach in den Abschnitten 4.3.1 bis 4.3.6 spezielle Aspekte aufgegriffen werden, die zum Teil über die eigenen empirischen Analysen hinausgehen, jedoch interessante Perspektiven für weitere Forschungen darstellen.

Im Hinblick auf die Fragestellung 1., wie ausgeprägt allgemeine und interventionsspezifische Zustandsängste vor anästhesiologischen Prämedikationsgesprächen sind, wurde festgestellt, dass die Patienten im Durchschnitt eher niedrige Ängstlichkeitsgrade angegeben hatten ($\bar{x}$= 0,90 bzw. $\bar{x}$= 0,98 auf der vorgegebenen Skala von 0 bis 3). Dabei war die perioperativ-spezifische Angst sowohl vor als auch nach der anästhesiologischen Aufklärung größer als die allgemeine, auch wenn sich beide während des Gespräches reduzierten. Hinsichtlich der soziodemografischen Verteilung zeigte sich, dass die Patientinnen sowohl vor als auch nach der Aufklärung eine höhere Ängstlichkeit bezüglich der perioperativen Situation äußerten als die Patienten. Diese Ergebnismuster fanden sich auch bei ausschließlicher Betrachtung der ängstlichen Teilnehmer, also derjenigen, die in der Auswertung Ängstlichkeitswerte von „1" oder höher auf der oben genannten Skala angegeben hatten.

Der Vergleich dieser Ergebnisse mit der Literatur zeigt, dass die höhere präoperative Angst der Frauen frühere Studien repliziert. So wies eine türkische Studie mit dem Hintergrund einer Untersuchung der operationsspezifischen Ängstlichkeit von Patienten nach, dass neben Alleinstehenden, Teilnehmern mit höheren Bildungsabschlüssen und Teilnehmern mit gering ausgeprägter Unterstützung des sozialen Umfeldes sowie Frauen eine größere Angst empfanden. Ferner wurden als ebenfalls beeinflussende Faktoren die Schwere und der Umfang des operativen Eingriffs genannt [48]. Andere Analysen, die zur Auswertung der präoperativen Ängstlichkeit ausschließlich das STAI eingesetzt hatten, zeigten demgegenüber, dass ein besserer Bildungsstatus eher mit einer geringeren präoperativen Ängstlichkeit korreliere, während sich weibliches Geschlecht, höheres Lebensalter, der „geschiedene" oder „verwitweter" Familienstatus und bestehende Arbeitslosigkeit wiederum als angstfördernde Merkmale identifiziert wurden. Interessanterweise scheinen auch das Vorhandensein von gesundheitlichen Einschränkungen und eine mäßige körperliche Belastbarkeit von Bedeutung zu sein [16]. Dies gibt Anlass zur Vermutung, dass sich komorbide Patienten aus medizinischer Sicht weniger in der Lage fühlen, die perioperative Situation komplikationslos und risikoarm zu überstehen und daher im Allgemeinen eine größere Ängstlichkeit gegenüber der Anästhesie und der Operation wahrnehmen.

In weiteren Studien wurde untersucht, wodurch die Angst der Patienten subjektiv ausgelöst wird [49]. Im Einklang mit den Ergebnissen dieser Publikation wurde festgestellt, dass vor allem der spezifischen Ängstlichkeit eine große Bedeutsamkeit zukommt: 81% der Befragten – hiervon größtenteils Frauen – gaben an, der Anästhesie sorgenvoll gegenüber zu stehen [49]. Zugleich wurde die Angst am meisten mit den unmittelbaren Narkosefolgen und Komplikationen wie postoperativen Schmerzen und Übelkeit, intraoperativem Tod und dem Einsatz medizinischer Instrumente assoziiert. Im Widerspruch zur bisherigen Literatur wurden jüngere Patienten unter 45 Jahren als eher ängstlicher eingestuft. Hinsichtlich der Verbalisierung ihrer Ängste berichteten 63% der Patienten, mit jemanden über ihre Befürchtungen gesprochen zu haben. Hierbei hatten 52,4% der Teilnehmer eher mit Angehörigen als ihren Narkoseärzten (21,8%) oder gar ihren behandelnden Chirurgen (16,7%) darüber kommuniziert.

Widmet man sich nun den zeitlichen Zusammenhängen der Angstwahrnehmung, ergaben Patienten-Interviews [50], dass 82,4% der Befragten die stärksten Sorgen am Tag der geplanten Operation empfinden, auch wenn insgesamt betrachtet der Ängstlichkeitsgrad eher niedrig lag. Am intensivsten wird die präoperative Zustandsangst wenige Stunden vor der Operation erlebt und fällt – vermutlich durch den Einsatz von Sedativa – einige Minuten vor dem Eingriff wieder. Interessanterweise ebbt das Gefühl der Ängstlichkeit für 34% postoperativ nicht unmittelbar wieder ab, sondern bleibt für 24 bis 48 Stunden nach der Operation bestehen.

Betrachtet man die Ergebnisse zu Fragestellung 3., die Entwicklung der allgemeinen und interventionsspezifischen präoperativen Zustandsangst während der anästhesiologischen Prämedikationsgespräche, so wird deutlich, dass sich bei Frauen sowohl die spezifische als auch die allgemeine Zustandsangst während dieser Gespräche in geringem aber signifikantem Maße reduziert hatten. Dies galt sowohl insgesamt als auch für die ängstlichen Frauen, während bei den Männern lediglich für die ängstliche Gruppe ein signifikanter Rückgang beobachtet wurde.

Aus ärztlicher Sicht dient das Prämedikationsgespräch dazu, eine den juristischen Grundlagen entsprechende Aufklärung über den Ablauf und die möglichen Folgekomplikationen einer anästhesiologischen Maßnahme durchzuführen. Zusätzlich sollen auf Basis von Anamnese, körperlicher Untersuchung und weiteren Befunden das Operations- und Anästhesierisiko des Patienten abgewogen, ihm anschließend erläutert und mit ihm besprochen werden [5]. Demzufolge dient die Konsultation des Arztes der Erkundung des bisherigen Informationsstandes des Patienten, seines Bedürfnisses, mehr über den perioperativen Rahmen zu erfahren und der Kommunikation von Details bis zum Entstehen einer gemeinsamen Wissensbasis. In Bezug auf die Frage, ob und inwieweit präoperative Ängstlichkeit mit dem Vorgang einer Narkoseaufklärung zusammenhängt, wird häufig der Wunsch ängstlicher Patienten nach einer relativ ausführlichen Aufklärung thematisiert [50,51]. Es wurde dabei mehrfach nachgewiesen, dass es sich in erster Linie um Frauen und jene Teilnehmer handelt, für die ein allgemein-anästhesiologisches Verfahren ausgewählt wurde. Weiterhin konnten ein höherer Bildungsstatus, jüngeres Alter und das Fehlen von Narkosevorerfahrungen als auslösende Faktoren für ein größeres Informationsbedürfnis bezüglich der Anästhesie und Operation identifiziert werden [51]. Vergleicht man Präferenzen bezüglich des Formats der Informationsvermittlung, so gaben vor allem männliche Teilnehmer an, eine zusätzliche schriftliche Auskunft eine bis vier Wochen vor der Operation zu bevorzugen und dass dies zu einer Angstreduktion führe. Zugleich zeigte sich, dass sowohl bei schriftlicher als auch mündlicher chirurgischer Aufklärung die präoperative Ängstlichkeit gesenkt werden konnte und zwischen den beiden Formen keine signifikante Differenz vorlag [52].

Eine weitere grundsätzliche Fragestellung der vorliegenden Studie bezog sich darauf, welche Erwartungen von Patienten an das Narkoseaufklärungsgespräch gestellt wurden. Wie dargestellt zeigte sich, dass sowohl Frauen als auch Männer sich am häufigsten wünschten, Hinweise zum Verhalten nach dem operativen Eingriff zu erhalten, gefolgt von der Erwartung, entsprechende Hinweise für die Zeit vor dem Eingriff zu bekommen. Dabei wurden beide Erwartungen im Mittel von den Frauen stärker geäußert. Des Weiteren erwarteten die Patientinnen Erklärungen zu den

Geschehnissen nach der Anästhesie, wohingegen die männlichen Patienten dieses Bedürfnis an dritter Stelle nach einer zusammenfassenden Erläuterung des anästhesiologischen Ablaufs angaben. Insgesamt sprechen diese Ergebnisse dafür, dass bei den Patienten das Streben besteht, Verantwortung während des perioperativen Prozesses zu übernehmen und zu einer Optimierung ihrer Grundvoraussetzungen beizutragen. Dies ist insofern überraschend, da in anderen Studien Hinweisen zum perioperativen Verhalten eine eher geringe subjektive Bedeutsamkeit beigemessen wurde, da Patienten diese eher für „wenig" bis „mittelmäßig wichtig" [53, S.4] erachteten und demgegenüber dem Ablauf und der Wirkung der Narkose größere Bedeutung zusprechen würden [53].

In einer in der Orthopädie angesiedelten Studie gaben Patienten generell hohe Erwartungen an die operative Situation an [54]. Hierzu zählten insbesondere die Schmerzlinderung und bessere Bewältigung täglicher Aktivitäten. Auch hier zeigte sich, dass diese Erwartungen bei Frauen und Patienten, die fachspezifisch voroperiert wurden, etwas stärker ausgeprägt waren. Zusätzliche Patientencharakteristika, die mit hohen Erwartungen insbesondere an die postoperative Wiederherstellung der Funktionsfähigkeit und dem Wiedererlangen von Selbstständigkeit in der Bewältigung alltäglicher und beruflicher Aufgaben einhergingen, waren die Beschäftigung in einem Arbeitsverhältnis, detailliertes Vorwissen über die perioperative Situation, die Nutzung der ärztlichen Beratung als Informationsquelle sowie beschwerdebedingte körperliche Einschränkungen vor der Operation [55]. In einer weiteren Studie stuften Patienten ihr Bedürfnis nach einer Aufklärung über die unmittelbaren Ereignisse vor und nach der Anästhesie (wie zum Beispiel der Vorgehensweise im Aufwachraum) mehrheitlich als „stark" ein [56, S.756].

Wird von einem Patienten im perioperativen Prozess eine Erwartung angegeben, so wird angenommen, dass sich im Falle der Erfüllung dieser Erwartung zunächst die Zufriedenheit des Patienten einstellt und dies in der Folge positive Auswirkungen auf seine emotionale Befindlichkeit hat. Im Bezug auf Prämedikationsgespräche stellte dazu eine Studie fest, dass die Patientenzufriedenheit signifikant mit der Konsultation des Anästhesisten im präoperativen Vorfeld korrelierte und vor allem für Patienten vor eher kleineren operativen Eingriffen von Bedeutung war [57]. Überdies wurde gezeigt, dass diese positive Emotionalität dann zusätzlich stieg, wenn während der

Narkoseaufklärung die Vorerkrankungen anamnestisch erhoben wurden. Auch waren Patienten, die über die Art der anästhesiologischen Maßnahme, die möglichen postoperativen Komplikationen wie Übelkeit und Erbrechen, weiteren Behandlungsoptionen sowie den postoperativen Einsatz von Analgetika informiert wurden, nach dem Gespräch zufriedener als diejenigen, mit denen diese Themen nicht besprochen wurden. Die Konsultationslänge war hingegen nicht relevant. Die Studienteilnehmer gaben jedoch an, mit der Prämedikationsaufklärung zufriedener zu sein, wenn sie danach eine geringere präoperative Ängstlichkeit empfanden.

In einer Studie mit schwangeren Frauen kurz vor der Niederkunft wurde dargestellt, wie sich der Effekt hoher Angstzustände vor der Operation auf die Erwartungen an das Prämedikationsgespräch und ihre Erfüllung auswirkte [58]. Die Frauen gaben einerseits an, sehr zufrieden mit den vom Anästhesisten mitgeteilten Informationen zu sein. Außerdem wurde beschrieben, dass eine höhere allgemeine Zustandsangst (gemessen mit dem STAI) vor der Entbindung mit einer subjektiv insuffizienteren Aufklärung hinsichtlich des Einsatzes von Spinalanästhesie und dem Auftreten anästhesiologischer Nebenwirkungen einherging. Zugleich korrelierte die Intensität der Ängstlichkeit mit einer verzögerten körperlichen Genesung und mit einem verlängerten postoperativen Erschöpfungszustand [58]. Ähnliche Zusammenhänge wurden in einer Befragung von Krebspatienten aus der Gynäkologie und der Abdominalchirurgie analysiert [36]. Hierbei wurde einer Patientengruppe eine schriftliche Anleitung für das stattfindende chirurgische Aufklärungsgespräch zur Verfügung gestellt, die u. a. Fragen zum operativen Geschehen, zu Risiken und unerwünschten Folgen sowie dazu beinhaltete, welche therapeutische Maßnahmen zusätzlich eingeleitet würden und wie hoch die Chancen auf eine Heilung sind. Es stellte sich heraus, dass die präoperative Ängstlichkeit durch den Kontakt mit dem Chirurgen sowohl bei der Test- als auch der Kontrollgruppe signifikant sank, auch wenn dieser Rückgang bei der Gruppe mit dem schriftlichen Hinweis höher ausfiel. Als Gründe für die Angstreduktion wurden u. a. ermittelt, dass die Möglichkeiten des behandelnden Arztes, Fragen zu beantworten, eine erhebliche Rolle spielten. Die Ergebnisse wurden dahingehend interpretiert, dass allein durch die ärztliche Begegnung eine Minderung negativer Emotionen erfolgte. Überdies wurde durch die höheren signifikanten Ergebnisse der Teilnehmer mit der vorgegebenen Fragebogenliste klar, dass, auch wenn Erwartungen an das Gespräch dem Patienten strukturiert vorgegeben werden, diese bei ihrer

Erfüllung dennoch für eine intensivere Verringerung der Ängstlichkeit verantwortlich sind. Unklar bleibt in diesem Untersuchungsmodell jedoch, ob diese Patientenbedürfnisse in den Befragten ausgelöst wurden, da diese ihnen vorher schriftlich vorlagen oder mit im Vorfeld entwickelten eigenen Erwartungen übereinstimmten.

Mit diesen Studien wurde bereits der Zusammenhang zwischen der Angst vor der Operation und der Anästhesie auf der einen Seite und der Erfüllung von Patientenbedürfnissen auf der anderen dargestellt und damit die Überlegung angesprochen, dass die Ängstlichkeit durch einen Informationsmangel im Hinblick auf den perioperativen Ablauf verursacht wird und Unzufriedenheit auf Seiten der Patienten auslöst. Die Resultate der vorliegenden Analysen sind kompatibel mit dieser Prämisse: Eine Reduktion der präoperativen spezifischen Zustandsangst trat tatsächlich dann besonders stark auf, wenn an das Prämedikationsgespräch vorab gehegten Erwartungen aus subjektiver Sicht der Patientinnen auch erfüllt worden waren (Fragestellung 4.; diese Analysen waren aus den oben genannten Gründen auf ängstliche Frauen beschränkt). Dieser so genannte Erwartungskonformität-Effekt war bei zwei Erwartungen gegeben: der Erwartung, Hinweise zum Verhalten vor dem operativen Eingriff zu erhalten und der Erwartung, Hinweise zum Geschehen nach der Operation zu erhalten (Fragestellung 5.). Somit galt der Effekt für zwei Bereiche, die zu den drei Erwartungen gehörten, die vor dem Gespräch am stärksten ausgeprägt gewesen waren. Zusätzlich sank die präoperative Angst vor allem dann, wenn die Patientinnen das Bedürfnis äußerten, durch das Prämedikationsgespräch eine Verringerung ihrer Ängstlichkeit zu erleben (allgemeine und spezifische Ängstlichkeit) und wenn im Nachhinein angegeben wurde, dass die Ängstlichkeit gesunken sei (spezifische Ängstlichkeit). Eine Dreifach-Interaktion wie bei den beiden erwähnten Erwartungen ergab sich hier allerdings nicht: Eine signifikante Reduktion der spezifischen Ängstlichkeit wurde dann beobachtet, wenn die Patientinnen eine Angstreduktion durch das Gespräch erwartet hatten, das Gespräch jedoch gemäß der eigenen Einschätzung nach der Konsultation nicht erwartungskonform gewesen war. Obwohl die Studienteilnehmerinnen demzufolge angegeben hatten, keine Angstminderung wahrzunehmen, wurde ein signifikanter Rückgang der spezifischen Zustandsangst registriert. Eine Erklärung hierfür ist sicherlich der vergleichsweise hoch angesiedelte Ausgangsmittelwert, der bedingt, dass bei diesen Patientinnen eine Angstreduktion relativ wahrscheinlich ist. Aus diesen Erkenntnissen kann geschlussfolgert werden, dass ängstliche Emotionen ein Thema darstellen, welches während der Arzt-Patienten-Gespräche offen erläutert werden sollte, vor allem aber nicht nur dann, wenn ängstliche Patientinnen die Verringerung dieser negativen Emotion erwarten.

Zumindest in Bezug auf die Erwartungen, Hinweise zum Verhalten vor dem Eingriff und zum Geschehen danach zu erhalten, liegt also die Interpretation nahe, dass die Thematisierung von Erwartungen während der Narkoseaufklärung ein Instrument zur Verringerung negativer Emotionen wie präoperativer Ängstlichkeit darstellen kann. Der Rückgang dieser Zustandsangst ist hierbei insbesondere mit der Vermittlung von Informationen verbunden, die dem Patienten Optionen darlegen, wie er einen selbstständigen Beitrag zu einem möglichst komplikationsarmen stationären Procedere leisten kann. Somit kann der Patient die passive Haltung verlassen und eine Mitverantwortung für das therapeutische Verfahren übernehmen. Mit anderen Worten: Patientinnen sollten während der Narkoseaufklärung im Rahmen einer positiven Bewältigungsstrategie bezüglich präoperativer Ängste ermuntert werden Entscheidungen über therapeutische Vorgehensweisen mitzutreffen und somit ihre Selbstbestimmungsmöglichkeiten in der perioperativen Situation verstärkt auszuüben. Diese Schlussfolgerung steht dabei im Einklang mit einer pädiatrischen Studie, welche Eltern befragte, die im Vergleich zu einer Kontrollgruppe detailliertere Aufklärungen hinsichtlich der Nahrungs- und Flüssigkeitskarenz vor elektiven Tonsillektomien erhielten und bei denen eine signifikante Verringerung präoperativer Ängstlichkeit festgestellt werden konnte [59]. Dadurch wurde die These gestützt, dass durch das explizite Unterrichten zu möglichen Verhaltensweisen Optionen eröffnet werden können, wie sich Patienten bzw. in diesem Fall die Eltern als Angehörige auf den Operationseingriff vorbereiten können und somit einen aktiven Weg finden sich am perioperativen Verlauf zu beteiligen und damit auch eine Angstreduktion zu erfahren.

Von besonderem Interesse ist es, dass der hypostasierte Effekt der Erwartungskonformität des Aufklärungsgespräche nicht für inhaltliche Bereiche gefunden wurde, die klassische Themen für entsprechende Konsultationen darstellen, beispielsweise Informationen zum anästhesiologischen Ablauf oder zu entsprechenden Risiken und möglichen Komplikationen. Dies steht in einem gewissen Widerspruch zu einer anderen Studie, in der sich die Thematisierung des Anästhesieablaufs als ein bedeutenderes Angstkorrelat als die Erwähnung der notwendigen Nahrungs- und Flüssigkeitskarenz erwiesen hatte [61]. Hier erscheint weitere Forschung notwendig, um diese Unterschiede zu erklären.

Auffällig ist weiterhin, dass sich die Ergebnisse im Sinne der Hypothese in Fragestellung 4. – nämlich der Effekt der Erwartungskonformität – auf die spezifische präoperative Zustandsangst beschränkten, also diejenigen Items, die sich konkret auf den mit der Operation und der Anästhesie assoziierten Gefühlszustand bezogen. Eine entsprechende Wirkung auf die allgemeine Zustandsangst im Sinne des STAI-SKD ließ sich dagegen nicht nachweisen.

Neben dem Befund, dass sich bei bestehender Erwartung, Hinweise zum Verhalten vor dem Eingriff oder zum Geschehen danach zu erhalten, eine Reduktion der spezifischen Ängstlichkeit nur bei Erwartungskonformität ergeben hatte, deckten die Analysen folgende weitere Muster auf: Wurden diese Erwartungen vorab weniger geäußert, sank die spezifische Zustandsangst dann, wenn das Gespräch nicht konform verlief, der Anästhesist demnach das Thema mutmaßlich aus Sicht des Patienten überraschenderweise angesprochen hatte. Dieser „positive Überraschungseffekt" ergab sich auch bei der Erwartung, dass das Gespräch die eigene Ängstlichkeit reduzieren solle. Dies legt in Kombination mit den anderen Ergebnissen zu dieser Erwartung nahe, dass eine auch ängstlichkeitsbezogene Gesprächsführung sinnvoll ist. Schlussendlich fördert die Thematisierung präoperativer Ängste neben einer expliziten Aufklärung des Patienten, inwiefern er eine Verantwortung für den optimalen perioperativen Verlauf mittragen kann, nachweislich zur bedeutsamsten Senkung der präoperativen Zustandsängste. Allerdings ist es in der vorliegenden Studie nicht möglich gewesen, die exakten Details der Arzt-Patienten-Begegnung zu erfassen und die genauen Ursachen der festgestellten Angstreduktion während des Aufklärungsgespräches zu benennen. Ähnliche Beobachtungen fanden sich in anderen Studien, die Hinweise darauf lieferten, dass „lediglich" das Stattfinden eines Arzt-Patienten-Aufklärungsgespräches eine signifikante Angstminderung der Patienten bewirkte, auch wenn das zusätzliche Verteilen von z. B. schriftlichen Informationsmaterialen einen Zusatznutzen im Sinne der Verringerung ängstlicher Gefühle gezeigt hatte [36, 60]. Zugleich ist hervorzuheben, dass die vorliegenden Ergebnisse nicht *gegen* die Thematisierung klassischer Themen wie den Ablauf der Anästhesie, deren Risiken und möglichen Komplikationen sprechen. Es zeigte sich nur, dass die entsprechenden Patientenerwartungen und deren subjektive Erfüllung keine differenzierenden Effekte auf die Angstentwicklung hatten. Gleiches gilt für die allgemeine Erwartung, durch das Aufklärungsgespräch besser über die Anästhesie Bescheid zu wissen.

In den folgenden Abschnitten 4.3.1-6 werden nun spezielle Aspekte aufgegriffen, die teilweise über die in der vorliegenden Arbeit durchgeführten empirischen Analysen hinausgehen, jedoch wichtige Perspektiven für die weitere Forschung eröffnen und aus diesem Grund nicht unerwähnt bleiben sollen.

4.3.1 Die Auswirkungen präoperativer Zustandsangst bei Frauen und Männern

Mehrere Studien [16, 55] haben das Resultat erbracht, dass Frauen über eine intensivere präoperative Ängstlichkeit berichten. Sachlogisch könnte man vermuten, dass die Angst durch eine womöglich häufiger nachgewiesene Assoziation des weiblichen Geschlechts mit perioperativen Risiken und Komplikationen und einer damit verbundenen höheren Rate an Sterblichkeit und Folgeerkrankungen hervorgerufen wird. Tatsächlich liefert die Literatur eher Hinweise darauf, dass zum Beispiel für männliche Patienten mit dem Hintergrund der chirurgischen Versorgung einer Schenkelhalsfraktur vielmehr eine höhere Gefahr einer 30-Tages-Mortalität im Rahmen der Anwendung der allgemeinen oder regionalen Anästhesie besteht [61]. Überdies scheinen Männer postoperativ einen vermehrten Gebrauch von der patientengesteuerten Analgesie (PCA) zu machen [62], auch wenn Frauen dazu tendieren, nach der Operation stärkere Schmerzen anzugeben [63]. Gleichzeitig gab es zwischen beiden Geschlechtern jedoch keinen Unterschied hinsichtlich der Zufriedenheit mit der analgetischen Behandlung der postoperativen Schmerzen. Analysiert man ferner die Verweildauer nach Operationseingriffen an der Wirbelsäule, so lässt sich feststellen, dass sich bei den männlichen Patienten ein längerer Aufenthalt im stationären Bereich andeutet [64]. Demgegenüber treten die sogenannten „PONV"-Erscheinungen („postoperative nausea and vomiting" – post-operative Übelkeit und Erbrechen) öfter bei Frauen auf [65, 66], welche zudem ein höheres Risiko für das Auftreten solcher unangenehmer Komplikationen tragen. Allerdings sind solch vergleichende Untersuchungen der klinischen Prädiktoren für unangenehme postoperative Folgeerscheinungen stets abhängig von den durchgeführten Operations-

und Anästhesiemaßnahmen, den Komorbiditäten, der anamnestischen Vorgeschichte der Studienteilnehmer und selbstverständlich der im jeweiligen Land vorliegenden Struktur des Gesundheitssystems, so dass die Ergebnisse kritisch hinterfragt werden müssen. Generell lässt sich jedoch grob erkennen, dass Frauen – mit Ausnahme des „PONV"-Risikos – eher weniger von postoperativen Beschwerden betroffen sind.

Folglich liegt nun die Vermutung nahe, dass Frauen die präoperative Zustandsangst intensiver wahrnehmen bzw. ihre Ängstlichkeit im Schnitt höher angeben. Außerdem könnten sie dazu neigen, die vorstellbaren postoperativen Risiken subjektiv zu überschätzen und übersteigert zu empfinden. Diesbezüglich wurde in einer gynäkologischen Studie festgestellt, dass das Katastrophisieren möglicher Schmerzerfahrungen, die nach der Operation auftreten könnten, bei einer bestehenden präoperativen Ängstlichkeit nach dem Eingriff tatsächlich dazu führt, dass es bei den Patientinnen zu einem stärkeren Schmerzphänomen kommt [67]. Ein weiterer Grund für den Eindruck einer generell größeren Angst vor der Operation und der Anästhesie könnte sein, dass Frauen hinsichtlich ihrer Emotionalität eher kommunikativ wirken und ihre Gefühle leichter verbalisieren. Dementsprechend wird generell angenommen, dass es kulturell betrachtet als verpönt gilt, wenn Männer ihre Angst offen zugeben, und dies zur Folge haben könnte, dass sie trotz einer insgeheim höheren präoperativen Angst eher geringere Werte angeben. Hinzu kommt, dass Frauen empfänglicher für psychologisch fundierte Gespräche zu sein scheinen, sodass in diesem Rahmen ihre Ängstlichkeit leichter identifiziert und thematisiert werden kann, womit Frauen für eine entsprechende Intervention ggf. zugänglicher sind.

4.3.2 Bewältigungsstrategien bezüglich präoperativer Ängstlichkeit bei Frauen und Männern

Die Ergebnisse der hier vorgelegten Studie weisen darauf hin, dass es deutliche Unterschiede in der Ausprägung der präoperativen Zustandsangst zwischen den befragten Frauen und Männern gibt. Die Studienteilnehmerinnen schienen nach eigener Aussage von der perioperativen Situation wesentlich stärker betroffen zu sein und gaben höhere Ängstlichkeitsgrade bezüglich ihrer interventionsspezifischen und allgemeinen Befürchtungen an. Ein denkbarer Ansatzpunkt zur Erklärung dieser Diskrepanz wäre, dass Männer und Frauen grundsätzlich verschiedene Herangehensweisen hinsichtlich der Verarbeitung ihrer Ängste demonstrieren. Im Allgemeinen werden die Bewältigungsstrategien der Angst in zwei Kategorien differenziert [68]. Einerseits spricht man von einer sich den negativen Gefühlen bewusst stellenden Taktik („Vigilanz"), die den Menschen dazu leitet, sich mit den situationsbezogenen Emotionen bewusst zu konfrontieren und einen aktiven Weg ihres Umgangs zu suchen. Andererseits wird eine vermeidende Methodik beschrieben („kognitive Vermeidung"), welche die furchtempfindende Person dazu bewegt, ihre Ängste am ehesten zu leugnen oder abzuwerten. Überdies wird in diesem Zusammenhang erwähnt, dass ein gefühlsausweichendes Verhalten eher bei Männern vollzogen wird, während Frauen sich mit ihrer Zustandsangst auseinandersetzen [68]. Eine weitere britische Studie belegt ebenfalls geschlechterspezifische Besonderheiten bezüglich der Handhabung der Angst vor der Anästhesie und Operation [50]. Laut den Resultaten bevorzugen männliche Patienten schriftliche Informationen über den operativen Eingriff zu lesen, zu einem Buch zu greifen oder Musik zu hören, um sich von ihren präoperativen Befürchtungen abzulenken. Frauen hingegen wenden sich eher an ihre Angehörige, um ihre Sorgen zu erörtern, und wünschen sich deren Beistand während der Wartezeit vor Beginn des invasiven Therapieeinsatzes [50]. Einflüsse dieser sogenannten „Coping"-Stile auf krankheitsbezogene Ängste sind in weiteren Untersuchungen signifikant dargelegt worden. Es wird deutlich, dass insbesondere Patienten, die aktiv versuchten, ihre emotionale Lage zu bewältigen, ihre Ängstlichkeit nachweislich reduzieren konnten. Im Gegensatz hierzu stieg die Angst bei denjenigen Studienteilnehmern, die mit einer vermeidenden Haltung an die Umstände herangingen [69, 70]. Hiermit wird die Relevanz einer problemorientierenden Erörterung im Umgang mit negativen Emotionen offensichtlich. Eine andere Untersuchung von Patienten mit bösartigen Kopf- und Halstumoren zeigte allerdings auf, dass dieses angstbewusste Vorgehen nur von einer Minderheit der Befragten tatsächlich umgesetzt wurde. Eine Mehrheit von 37% gab an, sich mit keinerlei Coping-Möglichkeiten auseinanderzusetzen. Ein kleiner Anteil von 6% äußerte sogar offen eher ausweichende Bewältigungsstrategien wie die Vermeidung von negativen Gedanken bis hin zur Verzerrung der Wahrnehmung durch den Missbrauch von Substanzen in Betracht zu ziehen [70]. Dies unterstreicht die Ansicht, dass es eine wichtige ärztliche Aufgabe ist, Ängste der Patienten offen und direkt anzusprechen. Ob die Befürchtungen nun präoperativ oder in anderen Situationen des medizinischen Alltags auftreten – durch die Verbalisierung im Rahmen des Arzt-Patienten-

Gesprächs kann eine Auseinandersetzung mit den Gefühlen erfolgen und den Patienten Alternativen aufgewiesen werden, wie sie diese möglichst positiv angehen können. Die Auswertungen der hier vorliegenden Studie zeigten unter anderem, dass eine ausgeprägte Erwartung vor allem der weiblichen Patienten darin bestand, Hinweise über ihr Verhalten unmittelbar vor und nach der Operation und Anästhesie zu erhalten. Man könnte diesen Wunsch durchaus als eine Methode der Patienten betrachten, die empfundene Ängstlichkeit bezüglich ihres bevorstehenden Eingriffs auf eine aktive Weise möglichst rasch anzugehen und ein offensives Coping anzuwenden. Demzufolge könnten Anästhesisten die explizitere Aufklärung über perioperative Verhaltensweisen nutzen, um Ängste vor der Operation und der Narkose zu minimieren und dem Patienten somit Wege der Angstverringerung darlegen.

4.3.3 Auswirkungen sozialer Unterstützung auf die präoperative Ängstlichkeit

Die Begleitung durch Angehörige während des stationären Aufenthaltes ist ein alltägliches Bild in der klinischen Praxis. Wie bereits erwähnt werden persönliche Beziehungen von Patienten oftmals genutzt, um präoperative Ängste zu thematisieren und nach Möglichkeit zu bewältigen. Nachgewiesenermaßen wirkt sich die Unterstützung durch nahestehende Personen reduzierend auf die spezifische Ängstlichkeit und Depressivität vor operativen Eingriffen aus [71]. Es wurde zudem festgestellt, dass das Ausmaß der sozialen Verbundenheit des Patienten mit seinem Umfeld mit der Intensität der Abnahme negativer Befürchtungen messbar korrelierte [71]. Der nahestehende Personenkreis während der präoperativen Situation umfasst in der Regel die Familie, Verwandte, Freunde, Nachbarn oder auch Fachkräfte des medizinischen Personals. Eine finnische Untersuchung ergab, dass für eine Mehrheit von 75% der Patienten der Kontakt zu ihrem Ehepartner und ihren Kindern am Ehesten im Vordergrund stand [72]. Fast alle Beteiligten kannten ihre Angehörige länger als fünf Jahre. Überdies profitierten die Meisten von dem Beistand von mehr als vier Personen in ihrem sozialen Netzwerk und kommunizierten größtenteils in halbwöchigen Abständen mit ihnen. Zusätzlich waren schwache, wenig ausgeprägte soziale Bindungen der Studienteilnehmer mit hohen allgemeinen Zustandsängsten assoziiert. Diese Auswertung bestätigte die Annahme, dass ein sozialer Einfluss auf die Ausprägung der präoperativen Ängstlichkeit besteht.

Eine langfristige positive Wirkung von persönlichen Beziehungsstrukturen wurde ferner in onkologischen Studien beschrieben. Patientinnen, bei denen frühzeitig Brustkrebs festgestellt wurde, trugen ein erhöhtes Risiko für Depressionen und Angstzuständen, wenn sie nicht auf die Unterstützung eines engstehenden Partners zurückgreifen konnten. Dies galt insbesondere für die Zeiträume von vier Monaten bis fünf Jahren nach Erhebung der Erstdiagnose. Darüber hinaus dauerten bei diesen Befragten die depressiven und ängstlichen Episoden nachweislich länger als 90 Tage [73]. Diese Ergebnisse weisen darauf hin, dass zur Verbesserung des emotionalen Patientenwohlbefindens neben der Behandlung der körperlichen Symptomatik die Rolle des persönlichen Umfeldes berücksichtigt werden sollte.

Demgegenüber wurde in einer Studie bezogen auf die Geschehnisse der Anästhesie jedoch gezeigt, dass sich nur knapp die Hälfte der teilnehmenden Patienten die Unterstützung eines nahen Angehörigen während der Narkose-Einleitung wünschten, während sogar 71% der Begleitpersonen befürchteten, während der Prämedikation zu stören [74]. Interessanterweise nahm ein großer Anteil der weiblichen Befragten (41%) an, dass die Anwesenheit eines nahestehenden Menschen die Angst während der präoperativen Phase lindern könnte, während diese Auffassung von nur wenigen Männern (7,7%) geteilt wurde. Insgesamt zog die Studie den Schluss, dass eine soziale Unterstützung unmittelbar vor dem operativen Eingriff für den Patienten nicht notwendig wäre.

Verglichen mit den Ergebnissen anderer Studien, die Reduktionen präoperativer Ängstlichkeit durch soziale Unterstützung enger Kontaktpersonen gezeigt hatten, kann man diese widersprüchlichen Ergebnisse so interpretieren, dass der angstmindernde Effekt eines gut strukturierten persönlichen Umfeldes von einer Vielzahl der Patienten und deren beistehenden Angehörigen unterschätzt wird. Ein Ansatz, um Ängste während der präoperativen Vorbereitung zu vermeiden, wäre den Patienten im Aufklärungsgespräch zu animieren, die Mitteilung ihrer Sorgen sowohl gegenüber den betreuenden Ärzten als auch wichtigen Bezugspersonen in ihrem Umkreis in Anspruch zu nehmen. Das Einbeziehen von Lebensgefährten, Kindern und weiteren persönlichen Beziehungspartnern, die einer Narkoseaufklärung oft beiwohnen, könnte zudem vom Anästhesiologen genutzt werden, dem Patienten zu verhelfen offen seine negativen Gefühle, Wünsche und Erwartungen bezüglich der Anästhesie und der Operation im vertrauten Rahmen kundzutun. Der vorteilhafte Einfluss des sozialen Beistandes auf eine optimierte Kommunikation während des Arzt-Patienten-Gespräches sollte demnach nicht außer Acht gelassen und zumindest in weiteren Studien für die Anästhesiologie untersucht werden.

4.3.4 Auswirkungen der Arzt-Patienten-Beziehung auf präoperative Ängste

Aus studienpraktischen Gründen konnte in den Fragebögen der Studie nur ein Item aufgenommen werden, das die Beziehung zwischen Arzt und Patient konkret mit bestehenden präoperativen Ängsten in Zusammenhang brachte: Indem der Patient gefragt wurde, ob er vom Narkosegespräch eine Angstreduktion erwartete, wurde die affektive Reaktion des Patienten auf die Kommunikation mit seinem zuständigen Anästhesisten thematisiert. Das Resultat der entsprechenden Datenanalyse hinsichtlich der ängstlichen Frauen zeigte, dass auch bei den Patientinnen, die einen angstreduzierenden Effekt des Gespräches im Nachhinein eher verneint hatten, ein Rückgang ihrer präoperativen Zustandsangst nachgewiesen werden konnte. In diesem Zusammenhang liegt die Schlussfolgerung nahe, dass die Art der ärztlichen Gesprächsführung einen wesentlichen – und in diesem Falle messbaren – Einfluss auf die Emotionalität der Patienten ausgeübt hat.

Die spezifische Erörterung von präoperativen Ängsten im Arzt-Patienten-Gespräch führt nachgewiesenermaßen zum Rückgang negativer Befürchtungen [75]. Auch eine französische Studie unterstützt mit ihren Ergebnissen diese Hypothese [76]. Diese Untersuchung bestätigte, dass, wenn sich Anästhesisten wenige Minuten mehr Zeit für die Narkoseaufklärung nahmen, um explizit nach den Ängsten ihrer Patienten zu fragen, eine deutliche Ängstlichkeitsabnahme der Befragten verzeichnet werden konnte. Die empathische Haltung erhöhte zudem die Patientenzufriedenheit und ein qualitativ besseres Verständnis für die übermittelten anästhesiologischen Informationen. Daneben belegte ein Review [77], dass der klinische Therapieverlauf und die gesundheitliche Genesung von Patienten, die von empathisch eingestellten Ärzten betreut wurden, sich eher günstig gestalteten. Generell wurde der Möglichkeit, Emotionen, Erwartungen und Schwierigkeiten des täglichen Umfeldes mit dem Arzt zu diskutieren, ein hoher therapeutischer Nutzen zugesprochen. Hierbei scheint es nicht notwendig zu sein, dass der Patient direkt seine Sorgen und Angelegenheiten verbalisiert. Schon einfach und neutral formulierte Sätze im Gespräch reichten dem Mediziner aus, eine emotionale Belastung im Ansatz zu erkennen und konnten genutzt werden, um sich mit entsprechenden Befürchtungen auseinanderzusetzen.

In Auswertungen videoaufgezeichneter Gespräche zwischen Patienten und Ärzten verschiedener Disziplinen wurde jedoch zugleich beobachtet, dass die Fachkräfte den Gefühlszustand oder die persönlichen Umstände des ihnen zugewiesenen Patienten während der Konsultation relativ selten thematisierten [78]. Zudem wurde gezeigt, dass die Ärzte ein besseres kommunikatives Verhältnis zu ihren Patienten hatten, wenn diese eher jünger waren, zu höheren Bildungsklassen gehörten und die Gespräche eher in einer urbanen Umgebung geführt wurden. Die Patienten hingegen gaben mehrheitlich an, von der ärztlichen Begegnung einen guten bis sehr guten Eindruck zu haben, der zudem unabhängig vom Geschlecht, Alter, von der Fachrichtung und der Zeitspanne der beruflichen Erfahrung ihrer Ärzte war.

Hier entsteht demnach ein Muster einer möglichen, in der Realität jedoch oftmals mangelhaften Wahrnehmung der emotionalen Anspannung der Patienten seitens der Ärzte, die durch die alleinige Erörterung von Erkrankungen und Therapiestrategien während des Aufklärungsgespräches im Patienten hervorgerufen werden kann. Folglich liegt der Gedanke nahe, Ärzte durch spezifische Schulungen für ein kommunikatives Angehen präoperativer Ängste zu sensibilisieren. Der Nachweis eines positiven Effekts eines solchen Kommunikationstrainings wurde in einer Studie geliefert, in der Patienten, die ihren Dialog mit Ärzten führten, welche regelmäßig Kurse zur Optimierung des Umgangs mit schwierigen Gesprächsinhalten besucht hatten, die ärztliche Empathie progredient besser bewerteten als die jeweilige Kontrollgruppe [79]. Ferner scheinen unterschiedliche Erwartungshaltungen der Patienten und Ärzte an das Gespräch ursächlich für Erschwernisse im gegenseitigen Verständnis zu sein [80], was die Relevanz einer grundlegenden Verbalisierung der emotionalen Lage der Patienten während der Narkoseaufklärung unterstreicht. Um diesen kommunikativen Unstimmigkeiten ärztlich entgegenzuwirken und eine konstruktive Beziehung zum Patienten aufzubauen, ist es daher förderlich, dem Gesprächspartner die Möglichkeit einzuräumen, Emotionen benennen zu dürfen und diese direkt zu hinterfragen, wenn sie während der Konsultation geäußert werden. Fragen nach Sorgen und Befürchtungen hinsichtlich der bevorstehenden Behandlung sollten offen gestellt werden, um das Risiko zu vermeiden, eine vorhandene präoperative Ängstlichkeit im Gespräch nicht effektiv reduzieren zu können.

4.3.5 Partizipative Entscheidungsfindung als Bewältigungsstrategie präoperativer Ängste

Unter den Erwartungen an das Aufklärungsgespräch, die von dieser Dissertation zugrundliegenden Patientenstichprobe am stärksten angegeben wurden, befanden sich jene bezüglich des Erhalts von Hinweisen zu prä- und postoperativem Verhalten. Dies impliziert, dass es von den Studienteilnehmern im Allgemeinen gewünscht wurde in den perioperativen Ablauf involviert zu werden. Wie bereits oben beschrieben, repräsentiert dies eine mögliche Coping-Strategie der Patienten, um bewusst die passive Haltung eines Erkrankten zu verlassen und sich aktiv den Herausforderungen der aktuell eingetretenen Umstände zu stellen. Ein weiterer Grund für die starke Ausprägung dieses Patientenbedürfnisses könnte zudem sein, dass die Befragten es für bedeutsam erachteten, eine Mitverantwortung für einen möglichst reibungslosen invasiven Eingriff zu tragen. Ein solches Verantwortungsbewusstsein ist maßgebender Gegenstand des Konzepts der partizipativen Entscheidungsfindung im Rahmen ärztlicher Gesprächsführung. Der konsultierte Arzt informiert hierbei seinen Patienten über die verschiedenen Behandlungsoptionen und die von beiden Seiten präferierte wird anschließend ausgewählt und angewandt. Eine Befragung von Abdominalchirurgen [81] wies in diesem Zusammenhang auf, dass 91% der Mediziner mit diesem sogenannten „Shared Decision Making" übereinstimmten, allerdings wiederum nur 37% diese Kommunikationsart während ihrer Aufklärung einsetzten. Knapp die Hälfte der Chirurgen zweifelte an der Fähigkeit ihrer betreuten Patienten, eine derartige Entscheidung fällen zu können. Trotz der Bereitwilligkeit der Ärzte, das „Shared Decision Making"-Modell während der Aufklärung anzuwenden, wurde in dieser Studie zugleich gezeigt, dass sich keine der übermittelten Informationen über die denkbaren Operationsverfahren und ihre Risiken konsistent über die Gespräche hinweg wiederholte. Weiterhin fand in 55% der Konsultationen eine Aufklärung über nur eine einzige, in 34% über zwei und in lediglich 9% über drei vorstellbare Behandlungsmöglichkeiten statt. Die Umsetzung partizipativer Entscheidungsfindung in der klinischen Praxis war unter anderem deshalb eher mäßig, weil die Einbeziehung des

Patienten in das therapeutische Vorgehen nicht adäquat gewährleistet wurde, da nicht alle Alternativen vollständig aufgezeigt wurden.

Um prädiktive Faktoren für eine unzureichende Kommunikation zwischen Ärzten und Patienten zu finden, wurden Einflüsse auf den Umfang ärztlicher Informationsdarstellung untersucht. Diesbezüglich stellten sich vor allem die Teilnahmeaktivität der Patienten im Gespräch und die Länge der Aufklärung während des Prozesses des „Shared Decision Making" als bedeutsam heraus [82]. Es wurde gezeigt, dass die Darstellung von Therapiemöglichkeiten seitens der Ärzte umso detaillierter ausfiel, je mehr Fragen und Kommentare von den Aufzuklärenden gestellt wurden. Diese Befunde unterstreichen die Bedeutung der Informierung der Patienten über die Behandlungsoptionen für die partizipative Entscheidungsfindung. Bestärkt wird diese Schlussfolgerung zudem durch eine weitere Studie [83], in der gezeigt wurde, dass fast alle der befragten anästhesiologischen Patienten (94%) den Wunsch äußerten, gemeinsam mit ihrem Arzt die Therapieform auswählen zu dürfen. Nach dem Aufklärungsgespräch berichtete mehr als die Hälfte, dass die Berücksichtigung ihrer Meinung ihren Erwartungen entsprach und nur für 10% wurden die persönlichen Vorstellungen nicht erfüllt. Allerdings zeigte auch diese Untersuchung Kontraste in der Wahrnehmung des „Shared Decision Making"-Modells zwischen Ärzten und Patienten auf. Während die Patienten sich mehrheitlich eine ausgewogene Gleichberechtigung im Rahmen der Behandlungsentscheidung zwischen ihnen und den Anästhesisten wünschten (65%), bevorzugten dies unter den Medizinern nur 32%. Die Eindrücke nach der Prämedikationsaufklärung fielen ebenfalls unterschiedlich aus. Mehr als die Hälfte der Patienten gab an, tatsächlich gleichwertig an der Therapieauswahl teilgenommen zu haben, während die Vielzahl der Narkoseärzte glaubte, die geplante Behandlungsoption nach der Konsultierung eigenständig bestimmt zu haben. Trotz der subjektiven Diskrepanzen war die Patientenzufriedenheit mit dem Aufklärungsgespräch dennoch relativ hoch.

Ferner sind sowohl der allgemeine Gefühlszustand von Patienten und ihr Bedürfnis, während der ärztlichen Gesprächsführung an partizipativer Entscheidungsfindung teilzuhaben, für günstige klinische Outcomes nicht außer Acht zu lassen [84]. Beide Komponenten erweisen sich wichtig für die Reduktion von präoperativen Ängsten, sodass besonders die Beteiligung des Patienten am Genesungsprozess und folglich während des Prämedikationsgespräches ärztlicherseits berücksichtigt und ausführlich besprochen werden sollte. Die Stärkung der Selbstbestimmung des Patienten und sein emotionales Wohlbefinden werden dementsprechend gewahrt, wenn ihm durch die Mitverantwortung für die Auswahl von Therapieoptionen Möglichkeiten aufgewiesen werden, aktuelle Befürchtungen aktiv zu verringern. Neben der ausreichenden Aufklärung über mögliche Behandlungsalternativen kann der Anästhesist durch die explizite Nachfrage nach Erwartungen an das präoperative Procedere und deren Bearbeitung während der Konsultation einen wesentlichen angstverringernden Effekt erzielen und die kommunikative Beziehung durch empathisches Verhalten intensivieren. In diesem Zusammenhang können auch schriftliche Entscheidungshilfen eine Rolle spielen, die im nächsten Abschnitt aufgegriffen werden.

4.3.6 Der Einfluss schriftlicher Entscheidungshilfen auf die präoperative Zustandangst

Die Bereitstellung von schriftlichem Informationsmaterial beispielsweise über diagnostische Methoden, Therapieoptionen oder Operationsverfahren ist wesentlicher Bestandteil der klinischen Praxis und im Rahmen von Aufklärungsgesprächen sogar juristisch verpflichtend. Dieses Material dient dem Patienten zur detaillierten Rezeption der vorgeschlagenen Behandlungsmöglichkeiten und ihrer Folgerisiken. Überdies bilden sie für den Patienten eine Grundlage für die Auswahl einer der angebotenen Interventionsoptionen. Verschiedene Studien legen nahe, diese Hilfsmittel insbesondere dann anzuwenden, wenn zwei gleichwertige Therapiepläne beurteilt werden sollen [81, 85]. Solche Entscheidungshilfen können u. a. in Form von sogenannten „Question prompt lists" angelegt sein, die kurze Fragestellungen zum Thema der jeweiligen Aufklärungsgespräche enthalten. Ein stationärer Aufenthalt – sei er mit schwerwiegenden invasiven Eingriffen oder konservativen Behandlungswegen verbunden – stellt oftmals eine ungewohnte Situation für den Patienten dar. Hierbei können schriftliche Fragegliederungen dem Patienten im Aufklärungsgespräch erleichtern, relevante Aspekte nachvollziehen und ansprechen zu können. Ein Review belegte, dass Patienten, die derartige Hilfsmittel in Anspruch nehmen, sich seltener für invasive Therapiemaßnahmen entscheiden. Außerdem ist ihr Informationsstand nach der Gesprächsführung höher als bei Patienten, die keine Entscheidungshilfen zur Hand nehmen [86]. Auch scheint die Wahl der Behandlungsoption subjektiv leichter getroffen werden zu können. Die Patientenzufriedenheit, die wiederum durch die ärztliche Beantwortung sämtlicher Bedenken gefördert wird, weist zudem vor allem langfristig einen angstreduzierenden Charakter auf. In Bezug auf Ängstlichkeit zeigte der oben genannte Review zwar keinen wesentlichen Einfluss auf den allgemeinen Angstzustand durch den Einsatz dieser Hilfsmittel [86], dennoch konnte eine Angstminderung durch Fragelisten bei onkologisch erkrankten Patienten nachgewiesen werden [36]. In einer neueren Studie aus Deutschland, welche erstmalig eine übersetzte Form der „Question prompt lists" in der Anästhesie anwandte, konnte gezeigt werden, dass Frageninhalte, die explizit auf Ablauf und Wirkung der Anästhesie abzielten, stark mit Ängstlichkeit korrelierten. Darüber hinaus berichteten 77% der Befragten, sehr zufrieden mit der Nutzung der „Fragen-Identifikationslisten" zu sein, und empfanden diese als hilfreich, um ihre Informationswünsche an das Narkosegespräch besser verdeutlichen zu können [53].

In den Auswertungen dieser Studie konnte nicht untersucht werden, ob das Austeilen der Fragebögen eine angstmindernde Wirkung auf die Patienten ausgeübt und das Prämedikationsgespräch in seinem Ablauf wesentlich verändert hat. Es ist jedoch denkbar, dass den Studienteilnehmern durch das Lesen der Fragestellungen vor der Aufklärung eine konkretisierte Herangehensweise an das Gespräch gezeigt wurde und sie zudem ihre Erwartungen an den ärztlichen Berater bewusster wahrgenommen haben.

Insgesamt erscheint es ratsam, trotz kontroverser Positionen in der Literatur schriftliche Entscheidungshilfen im klinischen Alltag zu etablieren, um präoperative Ängste effektiv zu verringern. Diese Informationsdarstellungen können und sollten die Kommunikation zwischen dem Arzt und dem Patienten zwar nicht vollständig ersetzen, können jedoch patientenorientierte Gesprächsführung und partizipative Entscheidungsfindung erheblich erleichtern. Ferner können sie dem Patienten insbesondere zur Erkennung von bisher unbewusster Ängstlichkeit dienen, die durch das Aufklärungsmaterial erstmalig wahrgenommen werden kann. Gleichzeitig stellen sie durch ihre Entscheidungshilfen ein Instrument zur Bewältigung von Sorgen im Sinne einer positiven Coping-Strategie dar und können somit die empfundene präoperative Angst lindern. Weiterhin ist es angstpräventiv für jene Patienten, die objektiv gemessen eine hohe Ängstlichkeit empfinden, diese jedoch subjektiv nicht wahrnehmen und von daher im Prämedikationsgespräch nicht mitteilen können, mit der Anwendung dieser Hilfsmittel möglich, eine Sensibilisierung ihrer Ängste und ihrer Erwartungen an die Narkoseaufklärung zu fördern. Für diese Patientengruppe, die trotz nachgewiesener Angstminderung keinen Rückgang ihrer negativen Emotionen durch das Arztgespräch äußerte, könnte auf diese Weise eine bessere Strukturierung ihrer Wünsche, Bedürfnisse und Befürchtungen möglich gemacht werden. Dementsprechend wäre der Gebrauch von Entscheidungshilfen ein Ansatz, diese Risikogruppe in das Wirkungsfeld der patientenorientierten Gesprächsführung miteinzuschließen und deren Ängste effektiv zu identifizieren.

5 Schlussfolgerung

Als ein Hauptergebnis der vorliegenden Studie in der Anästhesieambulanz der MHH ist zunächst festzuhalten, dass sowohl die spezifische als auch die allgemeine präoperative Zustandsangst der befragten Patientinnen und Patienten nach den Prämedikationsgesprächen im Durchschnitt geringer war als zuvor. Dieser Befund kann nicht zuletzt angesichts der Studienteilnahmerate von fast 70% für die eingeschlossene Gruppe – also Patienten vor einem einfachen elektiven Eingriff – als recht belastbar gelten. Er legt nahe, dass die Gespräche im Rahmen der Prämedikationssprechstunde auch in Bezug auf die emotionale Befindlichkeit der Patienten erwünschte Effekte erzielen (auch wenn dabei erwähnt werden sollte, dass sich in der untersuchten Gruppe im Durchschnitt ein nur moderates Ausgangsniveau der Zustandsangst gezeigt hatte).

Weiterhin wurde von den Befragten vorab am ehesten gewünscht, Informationen zum prä- und postoperativen Verhalten und zum Geschehen nach der Anästhesie zu erhalten. Vor allem in Bezug auf das Verhalten vor dem Eingriff und dem Ablauf der Anästhesie wurden diese Erwartungen aus Sicht der Patienten auch erfüllt. Eine Hervorhebung dieser Prämedikationsaspekte wäre daher im Sinne einer Erfüllung der Patientenbedürfnisse während des Gespräches und ihrer positiven Effekte förderlich.

Die Analysen zur zentralen Hypothese einer Angstverringerung nur bzw. besonders beim Vorliegen subjektiver Erwartungskonformitäten des Gespräches, die aus methodischen Gründen nur für die ängstlichen Patientinnen durchgeführt werden konnten, bestätigten diese Vermutung für die Erwartungen, Hinweise zum Verhalten vor dem operativen Eingriff und zum Geschehen nach Anästhesie zu erhalten im Zusammenhang mit der spezifischen Zustandsangst. Zugleich ergab sich bei diesen Erwartungen und bei der Erwartung, dass das Gespräch die eigene Angst reduzieren solle, ein „positiver Überraschungseffekt" in dem Sinne, dass die Angst auch dann etwas überdurchschnittlich abnahm, wenn diese Themen nicht erwartet worden waren, jedoch angesichts der im Nachhinein angegebenen Nonkonformität des Gespräches offensichtlich angesprochen wurden. Ob also von den Patientinnen vorab der Erhalt von Hinweisen für das Verhalten vor dem invasiven Eingriff präferiert wurde oder nicht, die Reduktion der spezifischen Ängste spricht in beiden Fällen für die erhebliche Bedeutung von subjektiver Kontrolle im Hinblick auf die präoperative Situation. Möglicherweise wurden hier Optionen, einen eigenen Beitrag zu einem optimalen und risikoarmen Operationsverlauf zu leisten, aufgezeigt, dadurch die ängstlich-passive Haltung im Rahmen einer Bewältigungsstrategie überwunden und dementsprechend Ängste in der perioperativen Situation reduziert.

Damit ist festzuhalten, dass präoperative Ängstlichkeit sowohl als explizites Thema in anästhesiologischen Aufklärungsgesprächen als auch als reduzierender Risikofaktor für perioperative Komplikationen einen wichtigen Gegenstand patienten-fokussierter Gesprächsführung darstellt. Zugleich spielten in dieser Studie Patientenerwartungen bezüglich der Aufklärung zum Anästhesieverlauf sowie möglicher Risiken und Komplikationen – also „klassische" Aufklärungsthemen – keine differenzierende Rolle für die Minderung der präoperativen Ängstlichkeit.

Grundsätzlich ist die Thematisierung negativer Gefühle nicht zuletzt deshalb relevant, weil diese auch dann beeinflusst werden können, wenn es von den Patienten weder erwartet noch subjektiv wahrgenommen wurde. Eine in dieser Hinsicht empathische kommunikative Haltung kann somit eine Wirkung auch auf Risikogruppen haben, die objektiv gemessen hohe Ängstlichkeitswerte aufweisen.

Insgesamt legt die Studie nahe, dass sich neben dem direkten Ansprechen von Ängsten das Verhalten vor der Operation als ein relevantes Thema auszeichnet. Es sollte zum Zweck der Minderung von Patientensorgen einen Bestandteil von Narkoseaufklärungsgesprächen bilden, da dadurch die Umstände vor der Operationsmaßnahme nicht mehr als unbeeinflussbar betrachtet werden, sondern mitverantwortlich gesteuert werden können. Inwieweit die partizipative Teilhabe von Patienten an den Entscheidungen über die vorgesehenen Maßnahmen sowie die Aufklärung über therapeutisch förderliches Verhalten postoperativ zu optimierten Outcomes beiträgt und vor allem inwieweit dies durch die Reduktion präoperativer Ängstlichkeit vermittelt ist, sollte nicht zuletzt für solche Patienten, die sich vor schwereren operativen Eingriffen befinden, in weiteren Studien untersucht werden.

6 Literaturverzeichnis

(1) Haeseler G. Präoperative Visite: Risikoeinschätzung und Aufklärung. In: Kochs E, Adams HA, Spies C. (Hrsg.) Anästhesiologie (2. Aufl.). Stuttgart: Thieme 2009:580-581.

(2) Roewer N, Thiel H. Allgemeines anästhesiologisches Vorgehen: Prämedikationsvisite. Anästhesie Compact (2.Aufl). Stuttgart: Thieme 2001:3-19.

(3) Weissauer W. Aufklärungs- und Anamnesebogen. Anpassung an die medizinische und forensische Entwicklung. Anästhesiologie & Intensivmedizin 1994 (überarb. in Januar 2005 und April 2011) 35:79-88.

(4) Deutsche Gesellschaft für Anästhesiologie und Intensivmedizin (DGAI), Deutsche Gesellschaft für Innere Medizin (DGIM), Deutsche Gesellschaft für Chirurgie (DGCH): Präoperative Evaluation von erwachsenen Patienten vor elektiven, nicht kardiochirurgischen Eingriffen. Anästhesiologie & Intensiv-medizin 2010;51(8) Suppl 1: 787-797.

(5) Deutsche Gesellschaft für Anästhesiologie und Intensivmedizin (DGAI), Deutsche Gesellschaft für Innere Medizin (DGIM), Deutsche Gesellschaft für Chirurgie (DGCH): Präoperative Evaluation von erwachsenen Patienten vor elektiven, nicht kardiochirurgischen Eingriffen. Der Kardiologe (2011);5(1):13-26.

(6) Böhmer AB, Wappler F, Zwissler B: Assessing preoperative risk—from routine tests to individualized investigation. Dtsch Arztebl Int. 2014;111:437–46.

(7) Theilmeyer G, Coldewey SM. Perioperatives Risiko: Präoperativer Gesundheitszustand und Alter des Patienten. In: Kochs E, Adams HA, Spies C. (Hrsg.) Anästhesiologie (2. Aufl.). Stuttgart: Thieme 2009:572-573.

(8) Eisner B. Modalitäten der Haftung aus Aufklärungspflichtverletzung in der BRD: Zeitpunkt der Aufklärung. In: Eisner B. (Hrsg.) Die Aufklärungspflicht des Arztes: Die Rechtlage in Deutschland, der Schweiz und den USA (1. Aufl.). Göttingen: Verlag Hans Huber 1992:68.

(9) Morschitzky H. Normale und krankhafte Ängste: Angst als biologisch sinnvolle Reaktion. In: Morschitzky H (Hrsg.). Angststörungen: Diagnostik, Konzepte, Therapie, Selbsthilfe (3. Aufl.). Wien: Springer - Verlag 2004:1-3.

(10) Englert C, Bertrams A, Dickhäuser O. Entwicklung der Fünf-Item-Kurzskala STAI-SKD zur Messung von Zustandsangst. Zeitschrift für Gesundheitspsychologie 2011;19(4),173-180.

(11) Tolksdorf W. Der präoperative Stress. Forschungsansätze und Behandlungsmethoden. Anästhesiol Intensivmed Notfallmed Schmerzther. 1997;32 Suppl 3:318-324.

(12) Schmitt T, Madler C. Indikatoren präoperativer Angst und Anxiolyse aus anästhesiologischer Sicht. Anästhesiol Intensivmed Notfallmed Schmerzther. 1997;32 Suppl 3:330-334.

(13) Williams JB, Alexander KP, Morin JF, Langlois Y, Noiseux N, Perrault LP, Smolderen K, Arnold SV, Eisenberg MJ, Pilote L, Monette J, Bergman H, Smith PK, Afilalo J. Preoperative anxiety as a predictor of mortality and major morbidity in patients aged > 70 years undergoing cardiac surgery. Am J Cardiol. 2013;111(1):137-142

(14) Diehl U. Gesundheit – hohes oder höchstes Gut? Über den Wert und Stellenwert der Gesundheit. In: Kick HA, Taupitz J. (Hrsg.) Gesundheitswesen zwischen Wirtschaftlichkeit und Menschlichkeit (Bd. 10). Münster: LIT Verlag 2005: 113-136.

(15) Bruch HP, Schwandner O. Die Angst des Menschen vor der Operation. Anästhesiol Intensivmed Notfallmed Schmerzther. 1997;32 Suppl 3:315-317.

(16) Fathi M, Alavi SM, Joudi M, Joudi M, Mahdikhani H, Ferasatkish R, Bakhshandeh H, Jabbari Nooghabi M. Preoperative Anxiety in candidates for heart surgery. Iran J Psychiatry Behav Sci. 2014;8(2):90-96.

(17) Netter P., Janke W. Editorial. Anästhesiol Intensivmed Notfallmed Schmerzther. 1997;32;Suppl 3:313-314.

(18) Kim J, Jo B, Oh H, Choi H, Lee Y. High anxiety, young age and long waits increase the need for preoperative sedatives in children. J Int Med Res. 2012;40(4):1381-1389.

(19) Aznar – Arasa L, Figueiredo R, Valmaseda-Castellon E, Gay- Escoda C. Patient anxiety and surgical difficulty in impacted lower third molar extractions: a prospective cohort study. Int J Oral Maxillofac Surgery 2014;43:1131-1136.

(20) Choiniere M, Watt-Watson J, Victor JC, Baskett RJF, Bussieres JS, Carrier M, Cogan J, Costello J, Feindel C, Guertin MC, Racine M, Taillefer MC. Prevalence of and risk factors for persistent postoperative nonangial pain after cardiac surgery: a 2-year provective multicentre study. CMAJ 2014;186(7):E213-23.

(21) Selvaggi F, Pellino G, Sciaudone G, Candilio G, Canonico S. Development and validation of a practical score to predict pain after excisional hemorrhoidectomy. Int J Colorectal Dis. 2014;29(11):1401-1410.

(22) Roh YH, Gong HS, Kim JH, Nam KP, Lee YH, Baek GH. Factors associated with postoperative nausea and vomiting in patients undergoing an ambulatory hand surgery. Clinics in Orthopedic Surgery 2014;6:273-278.

(23) Kang SS, Lee JS, Shin JK, Lee JM, Youn BH. The association between psychiatric factors and the development of chronic dysphagia after anterior cervical spine surgery. Eur Spine J 2014;23:1694-1698.

(24) Noiseux NO, Callaghan JJ, Clark CR, Zimmerman MB, Sluka KA, Rakel BA, Preoperative predictors of pain following total knee arthroplasty. The Journal of Arthroplasty 2014;29:1383-1387.

(25) West AM, Bittner EA, Ortiz VE. Spanish-speaking patients' anxiety, knowledge and satisfaction: a pilot study. Journal of Clinical Anesthesia 2014;26:325-329.

(26) Tou S, Tou W, Mah D, Karatassas A, Hewett P. Effect of preoperative two-dimensional animation information on perioperative anxiety and knowledge retention in patients undergoing bowel surgery: a randomized pilot study. Colorectal Dis (2013);15(5):e256-65.

(27) Labrague LJ, Mcenroe - Petitte DM. Influence of music on preoperative anxiety and physiologic parameters in women undergoing gynecologic surgery. Clin Nurs Res 2014; pii:1054773814544168.
http://cnr.sagepub.com/content/early/2014/07/28/1054773814544168 [zuletzt zugegriffen 19.05.2015]

(28) Ni CH, Hou WH, Kao CC, Chang ML, Yu LF, Wu CC, Chen C. The anxiolytic effect of aromatherapy on patients awaiting ambulatory surgery: a randomized controlled trial. Evid Bases Complement Alternat Med. 2013;927419:1-5.

(29) Berger J, Wilson D, Potts L, Polivka B. Wacky wednesday: use of distraction through humor to reduce preoperative anxiety in children and their parents. Journal of PeriAnesthesia Nursing 2014;29(4):285-291.

(30) Granziera E, Guglieri I, Del Blanco P, Capovilla E, Dona B, Ciccarese AA, Kilmartin D, Manfredi V, De Salvo GL. A multidisciplinary approach to improve preoperative understanding and reduce anxiety. Eur J Anaesthesiol. 2013;30:734-742.

(31) Faller H, Lang H. Arzt-Patienten-Beziehung: Kommunikation und Interaktion. In: Faller H, Lang H. (Hrsg.) Medizinische Psychologie und Soziologie (3. Aufl.) Berlin; Springer 2010. 202-210.

(32) Loh A, Simon D, Kriston L, Härter M. Patientenbeteiligung bei medizinischen Entscheidungen. Effekte der partizipativen Entscheidungsfindung aus systematischen Reviews. Deutsches Ärzteblatt 2007; 104(21): 1483-1438.

(33) Krones CJ, Willis S, Steinau G, Schumpelick V. Der Arzt in der Wahrnehmung des Patienten. Ein aktuelles Meinungsbild. Chirurg 2006;77(8):718-724.

(34) Dinkel M, Schmidt T, Landsleitner B, Messner M, Börchers K. Patientenorientierte Anästhesie. Anästhesist 2000;49(12):1024-1029.

(35) Hofer CK, Ganter MT, Furrer L, Guthauser G, Klaghofer R, Zollinger A. Welche Bedürfnisse und Erwartungen haben Patienten an die Anästhesie? Eine Umfrage bei Patienten und Anästhesisten zur Prämedikationsvisite. Anästhesist 2004;53(11):1061-1068.

(36) Lim L, Chow P, Wong CY, Chung A, Chan YH, Wong WK, Soo KC. Doctor-patient communication, knowledge, and question prompt lists in reducing pre-operative anxiety – a randomized control study. Asian J Surg. 2011;34(4):175-180.

(37) Thierbach A, Fichtner K, Kugler A, Dick W. Die emotionale Zufriedenheit von Patienten mit der anästhesiologischen Betreuung. Anästhesiol Intensivmed Notfallmed Schmerzther. 2003;38(2):85-93.

(38) Salewski C, Renner B. Differentielle und Persönlichkeitpsychologie. München: Reinhardt - Verlag 2009.

(39) Bortz J, Döring N. Forschungsmethoden und Evaluation (3. Aufl.). Heidelberg: Springer – Verlag 2005.

(40) Schnell R, Hill PB, Esser E. Methoden der empirischen Sozialforschung (9.Aufl.) München: Oldenbourg – Verlag 2011.

(41) Ethik-Kommission der MHH. Ethikvotum-Nr. 1232-2011 vom 31.10.2011.

(42) Statistisches Bundesamt (Hrsg.). Demographische Standards: Ausgabe 2010 [Statistik und Wissenschaft, Band 17] (5. Aufl.). Wiesbaden: Statistisches Bundesamt 2010.

(43) Deutsche Gesellschaft für Epidemiologie (DGEpi) in Zusammenarbeit mit der Deutschen Gesellschaft für Medizinische Informatik, Biometrie und Epidemiologie (GMDS), Deutschen Gesellschaft für Sozialmedizin und Prävention (DGSMP) & Deutschen Region der Internationalen Biometrischen Gesellschaft (DR-IBS). Leitlinien und Empfehlungen zur Sicherung von Guter Epidemiologischer Praxis (GEP): Langversion. Hannover: DGEpi 2004.

(44) Laux L, Glanzmann P, Schaffner P, Spielberger CD. STAI: Das State-Trait-Angstinventar. Theoretische Grundlagen und Handanweisung. Beltz Testgesellschaft Weinheim 1981.

(45) Lu M, Lyden PD, Brott TG, Hamilton S, Broderick JP, Grotta JC. Beyond subgroup analysis: improving the clinical interpretation of treatment effects in stroke research. Journal of Neuroscience Methods 2005;143(2):209-216.

(46) Schnoor J, Reuter U, Engelmann N, Burkhardt U. Balance of concerns: Satisfactory pre-anesthetic patient education and the extent of patient worries. Open Journal of Anesthesiology 2013;3:402-407.

(47) Hammer GP, Du Prel JB, Blettner RM. Vermeidung verzerrter Ergebnisse in Beobachtungsstudien. Dtsch Arztebl Int 2009;106(41):664-668.

(48) Yilmaz M, Sezer H, Gürler H, Bekar M. Predictors of preoperative anxiety in surgical inpatients. Journal of Clinical Nursing 2011;21:956-964.

(49) Mavridou P, Dimitiriou V, Manataki A, Arnaoutoglou E, Papadopoulos G. Patient's anxiety and fear of anesthesia: effect of gender, age, education, and previous experience of anesthesia. A survey of 400 patients. J Anesth. 2013;27:104-108.

(50) Mitchell M. Influence of gender and anaethesia type on day surgery anxiety. Journal of Advanced Nursing 2012;68(5):1014-1025.

(51) Pokharel K, Bhattarai B, Tripathi M, Khatiwada S, Subedi A. Nepalese patients' anxiety and concerns before surgery. Journal of Clinical Anesthesia 2011;23:372-378.

(52) Torres- Lagares D, Heras- Meseguer M, Azcarate - Velazquez F, Hita- Iglesias P, Ruiz de Leon Hernandez G, Hernandez-Pacheco E, Gutierrez– Perez JL. The effects of informed consent format on preoperative anxiety in patients undergoing inferior third molar surgery. Med Oral Patol Oral Cir Bucal. 2014;19(3):270-273.

(53) Fischbeck S, Zimmer S, Laufenberg-Feldmann R, Laubach W. Fragen- Identifikationsliste für das Prämedikationsgespräch – Patientenorientiertes Informieren in der Anästhesie. Anaesthesist 2014;63(11):832-8.

(54) Koenen P, Bäthis H, Schneider MM, Fröhlich M, Bouillon B, Shafizadeh S. How do we face patients' expectations in joint arthroplasty? Arch Orthop Trauma Surg. 2014;134:925-931.

(55) Oh JH, Yoon JP, Kim JY, Kim SH. Effect of expectations and concerns in rotator cuff disorders and correlations with preoperative patient characteristics. J Shoulder Elbow Surg. 2012;21:715-721.

(56) Umgelter K, Anetsberger A, Schmid S, Kochs E, Jungwirth B, Blobner M. Fragebogenstudie zum Informationsbedarf in der Prämedikationsambulanz. Anaesthesist 2014;63:753-759.

(57) Gebremedhn EG, Nagaratnam V. Assessment of patient satisfaction with preoperative anesthetic evaluation. Patient Related Outcome Measures 2014;5:105-110.

(58) Hobson JA, Slade P, Wrench IJ, Power L. Preoperative anxiety and postoperative satisfaction in women undergoing caesarean section. Int J of Obstet Anesth. 2006;15:18-23.

(59) Klemetti S, Kinnunen I, Suominen T, Antila H, Vahlberg T, Grenman R, Leino-Kilpi H. The effect of preoperative nutritional face-to-face counseling about child's fasting on parental knowledge, preoperative need-for-information, and anxiety in pediatric ambulatory tonsillectomy. Patient Education and Counseling 2010;80:64-70.

(60) Felley C, Perneger TV, Goulet I, Rouillard C, Azar-Pey N, Dorta G, Hadengue A, Frossard JL. Combined written and oral information prior to gastrointestinal endoscopy with oral information alone: a randomized trial. BMC Gastroenterology 2008;22:1-7.

(61) Liu JL, Wang XL, Gong MW, Mai HX, Pei SJ, Yuan WX, Zhang H. Comparative outcomes of peripheral nerve blocks versus general anesthesia for hip fractures in geriatric Chinese patients. Patient Preference and Adherence 2014;8:651-659.

(62) Hu KH, Tsou MY, Chan KH, Chang KY. An investigation on influental factors of patient- controlled epidural analgesic requirement over time for upper abdominal surgeries. Journal of the Chinese Medical Association 2013;76:446-451.

(63) Schnabel A, Poepping DM, Gerss J, Zahn PK, Pogatzki– Zahn EM. Sex-related differences of patient-controlled epidural analgesia for postoperative pain. PAIN 2012;153:238-244.

(64) Herren C, Aghayev E, Kaulhausen T, Roeder C, Meyer F, Siewe J, Sobottke R. Einflussfaktoren auf die Verweildauer in der Wirbelsäulenchirurgie – eine Datenanalyse des Deutschen Wirbelsäulenregisters. Orthopäde 2014;10:1-8.

(65) Sawatzky JAV, Rivet M, Ariano RE, Hiebert B, Arora RC. Post-operative nausea and vomiting in the cardiac surgery population: Who is at risk? Heart & Lung 2004;43:550-554.

(66) Apfel CC, Läärä E, Koivuranta M, Greim CA, Roewer N. A simplified risc score for predicting postoperative nausea and vomiting. – Conclusions from cross-validations between two centers. Anesthesiology 1999;91:693-700.

(67) Pinto PR, Mcintyre T, Almeida A, Araujo –Soares V. The mediating role of pain catastrophizing in the relationship between presurgical anxiety and acute postsurgical pain after hysterectomy. PAIN 2012;153:218-226.

(68) Gottschalk E. Bewältigung präoperativer Angst (Teil 1). Intensiv 2004;12(1):14-19.

(69) Wang X, Wang SS, Peng RJ, Qin T, Shi YX, Teng XY, Liu DG, Chen WQ, Yuan ZY. Interaction of coping styles and psychological stress on anxious and depressive symptoms in chinese breast cancer patients. Asian Pacific J Cancer Prev. 2012;13:1645-1649.

(70) Horney DJ, Smith HE, Mcgurk M, Weinman J, Herold J, Altman K, Llewellyn CD. Associations between quality of life, coping styles, optimism, and anxiety and depression in pretreatment patients with head and neck cancer. Head & Neck 2011;33:65-71.

(71) Chivukula U, Swain S, Rana S, Hariharan M. Perceived social support and type of cardiac procedures as modifiers of hospital anxiety and depression. Psychol Stud. 2013;58(3):242-247.

(72) Koivula M, Paunonen – Ilmonen M, Tarkka MT, Tarkka M, Laippala P. Social support and its relation to fear and anxiety in patients awaiting coronary artery bypass grafting. Journal of Clinical Nursing 2002;11:622-633.

(73) Burgess C, Cornelius V, Love S, Graham J, Richards M, Ramirez A. Depression and anxiety in women with early breast cancer: five year observational cohort study. BMJ 2005;330(7493):702.

(74) Mayne IP, Bagaoisan C. Social support during anesthesia induction in an adult surgical population. AORN Journal 2009:89(2):307-320.

(75) Wang F, Li CB, Li S, Li Q. Integrated interventions for improving negative emotions and stress reactions of young women receiving total hysterectomy. Int J Clin Exp Med. 2014;7(1):331-336.

(76) Soltner C, Giquello JA, Mongrigal - Martin C, Beydon L. Continuous care and empathic anaesthesiologist attitude in the preoperative period: impact on patient anxiety and satisfaction. British Journal of Anaesthesia 2011;106(5):680-686.

(77) Gomez G, Aillach A. Ways to improve the patient – physician relationship. Current Opinion Psychiatry 2013;26(5):453-457.

(78) Ruiz-Moral R, Perez Rodrigez E, Perula de Torres L, De La Torre J. Physician–patient communication: a study on the observed behaviours of specialty physicians and the ways their patients perceive them. Patient Education and Counseling 2006;64:242-248.

(79) Bonvicini KA, Perlin MJ, Bylund CL, Carroll G, Rouse RA, Goldstein MG. Impact of communication training on physician expression of empathy in patient encounters. Patient Education and Counseling 2009;75:3-10.

(80) Mehnert A, Lehmann C, Koch U. Schwierige Gesprächssituationen in der Arzt-Patient- Interaktion. Bundesgesundheitsbl 2012;55:1134-1143.

(81) Snijders HS, Kunneman M, Bonsing BA, De Vries AC, Tollenaar RAEM, Pieters AH, Stiggelbout AM. Preoperative risk information and patient involvement in surgical treatment for rectal and sigmoid cancer. Colorectal Disease 2013;16:43-50.

(82) Cegala DJ, Chisolm DJ, Nwomeh BC. Further examination of the impact of patient participation on physicians communication style. Patient Education and Counseling 2012;89:25-30.

(83) Flierler WJ, Nübling M, Kasper J, Heidegger T. Implementation of shared decision making in anaesthesia and its influence on patient satisfaction. Anaesthesia 2013;68:713-722.

(84) Smith A, Juraskova I, Butow P, Miguel C, Lopez AL, Chang S, Brown R, Bernhard J. Sharing vs. Caring – the relative impact of sharing decisions versus managing emotions on patient outcomes. Patient Education and Counseling 2011;82:233-239.

(85) Elwyn G, Frosch D, Rollnick S. Dual equipoise shared decision making: definitions for decision and behaviour support interventions. Implementation Science 2009;4(75):1-8.

(86) Knops AM, Legemate DA, Goossens A, Bossuyt PMM, Ubbink DT. Decision aids for patients facing a surgical treatment decision. a systematic review and meta-analysis. Ann Surg. 2013;257(5):860-866.

7 Anhang

7.1 Erhebungsinstrumente

7.1.1 Fragebogen vor dem Prämedikationsgespräch: „Prä-Fragebogen"

Narkoseaufklärung aus Patientensicht

Ihre Erwartungen an das Narkosegespräch

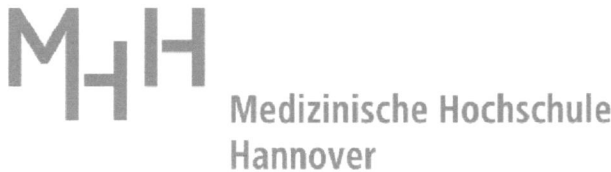

Eine Befragung der Medizinischen Hochschule Hannover

**Klinik für Anästhesiologie
und Intensivmedizin
Prof. Dr. Wolfgang Koppert**

Carl-Neuberg-Strasse 1
30625 Hannover

**Forschungs- und Lehreinheit
Medizinische Psychologie
PD Dr. Thomas von Lengerke**

Carl-Neuberg-Strasse 1
30625 Hannover

Studiendurchführung: Golsa Enayatpour (0511/532-4445, golsa.enayatpour@stud.mh-hannover.de)

Sehr geehrte Patientin, sehr geehrter Patient!

Die Medizinische Hochschule Hannover bittet Sie um die Teilnahme an dieser Befragung zur Narkoseaufklärung aus Patientensicht. Ihre Teilnahme ist selbstverständlich freiwillig, und durch eine Nichtteilnahme entstünden Ihnen keinerlei Nachteile.

Im Folgenden finden Sie eine Liste von Aussagen, die sich mit Ihren Erwartungen an Ihre bevorstehende Narkoseaufklärung und Ihrem gegenwärtigen Gefühlszustand befassen.

Diesen **ersten Fragebogen** füllen Sie bitte **vor** dem Narkosegespräch aus, also bevor Sie von Ihrem Anästhesisten in das Arztzimmer hinein gebeten werden.

Den **zweiten, beiliegenden Fragebogen** beantworten Sie bitte **nach** dem Narkosegespräch, also nach dem Verlassen des Arztzimmers.

Ihre Aussagen werden selbstverständlich anonym behandelt und dienen ausschließlich wissenschaftlichen Zwecken.

Hinweise zum Ausfüllen der Fragebögen:

Bitte lesen Sie sich jede Frage bzw. jede Aussage genau durch und wählen Sie aus den vorhandenen Antwortmöglichkeiten diejenige aus, die Ihrer Meinung nach am ehesten zutrifft.

Kreuzen Sie hierfür bitte das entsprechende „O" – Zeichen an. Die folgenden Beispiele sollen dies verdeutlichen:

1. Beispiel:

	überhaupt nicht	ein wenig	ziemlich	sehr
1. Ich finde das Wetter heute schön	⊗	O	O	O

In diesem Fall wurde die Antwort „überhaupt nicht" angekreuzt.

2. Beispiel:

	trifft nicht zu	Trifft weniger zu	trifft eher zu	trifft ganz zu
2. Ich esse gerne Apfelsinen.	O	O	⊗	O

In diesem Fall wurde die Antwort „trifft eher zu" angekreuzt.

Bitte beantworten Sie alle Fragen vollständig.

Auf der nächsten Seite folgen nun einige Fragen zu Ihrer Person und Ihrer medizinischen Vorgeschichte, die für die statistische Auswertung der Studie benötigt werden. Bitte füllen Sie diese aus und wenden dann das Blatt, um mit dem ersten Fragebogen zu beginnen.

Vielen Dank für Ihre Mitarbeit!

Fragen zu Ihrer Person

1. Ihr Geschlecht: ○ Weiblich   ○ Männlich

2. Wann sind Sie geboren? Geburtsmonat: ___ ___   Geburtsjahr: ___ ___ ___ ___

3a. Sind Sie auf dem heutigen Gebiet der Bundesrepublik Deutschland geboren?
○ Ja   ○ Nein

3b. Haben Sie die deutsche Staatsangehörigkeit?
○ Ja, nur die deutsche   ○ Ja, die deutsche und mindestens eine ausländische   ○ Nein

4. Welches ist Ihr höchster Schul- bzw. Hochschulabschluss?
○ Hauptschule/Volksschule   ○ Mittlere Reife/Realschule   ○ Abitur/Fachabitur/Fachhochschulreife   ○ Hochschule/Fachhochschule/Universität   ○ Sonstiger Abschluss   ○ Kein Abschluss

5a. Welchen Familienstand haben Sie?
○ Verheiratet   ○ Ledig   ○ Geschieden   ○ Verwitwet

5b. Leben Sie mit Ihrem Ehepartner bzw. einem Partner in einem gemeinsamen Haushalt zusammen?
○ Ja   ○ Nein

6. Wie sind Sie persönlich krankenversichert?
○ In einer gesetzlichen Krankenversicherung   ○ In einer privaten Krankenversicherung   ○ In sonstiger Weise krankenversichert   ○ Nicht krankenversichert

Fragen zu Ihrer medizinischen Vorgeschichte:

1. In welchem Fachgebiet werden Sie aktuell operiert?
○ Gynäkologie   ○ Urologie   ○ Allgemeinchirurgie

2. Wie oft haben Sie sich in den letzten fünf Jahren eine Narkoseaufklärung erhalten? ___ Mal

3. Sind diese Erkrankungen bei Ihnen bekannt? *(Mehrfachantworten möglich)*
○ Bluthochdruck   ○ Zuckerkrankheit (Diabetes Mellitus)   ○ veränderte/erhöhte Blutfettwerte

**Bitte beginnen Sie nun, den ersten Fragebogen auszufüllen.
Wenden Sie hierfür bitte das Blatt.**

		überhaupt nicht	ein wenig	ziemlich	sehr
1.	Ich fühle mich angespannt.	O	O	O	O
2.	Ich bin aufgeregt.	O	O	O	O
3.	Ich bin besorgt, dass etwas schiefgehen könnte.	O	O	O	O
4.	Ich bin beunruhigt.	O	O	O	O
5.	Ich bin nervös.	O	O	O	O
6.	Ich habe Angst vor der Anästhesie.	O	O	O	O
7.	Ich habe Angst vor der Operation.	O	O	O	O

		trifft nicht zu	trifft weniger zu	trifft eher zu	trifft ganz zu
8.	Von dem Gespräch mit dem Anästhesisten erwarte ich, dass meine Angst abnimmt.	O	O	O	O
9.	Von dem Gespräch mit dem Anästhesisten erwarte ich, dass ich besser über die Anästhesie Bescheid weiß.	O	O	O	O
10.	Der Anästhesist soll den Ablauf der Anästhesie in einer Zusammenfassung erklären.	O	O	O	O
11.	Der Anästhesist soll den Ablauf der Anästhesie im Detail erklären.	O	O	O	O
12.	Ich möchte lieber nichts über den Ablauf der Anästhesie wissen.	O	O	O	O
13.	Der Anästhesist soll die während der Anästhesie verwendeten Medikamente mit mir besprechen.	O	O	O	O
14.	Der Anästhesist soll die Risiken und Komplikationen der Anästhesie im Detail mit mir besprechen.	O	O	O	O
15.	Der Anästhesist soll nur auf meine Nachfrage hin die Risiken und Komplikationen der Anästhesie mit mir besprechen.	O	O	O	O
16.	Ich möchte lieber nichts von den Komplikationen der Anästhesie wissen.	O	O	O	O
17.	Der Anästhesist soll mir erklären, was mit mir nach der Anästhesie geschieht (Aufwachraum/Intensivstation).	O	O	O	O
18.	Der Anästhesist soll mir Hinweise geben, wie ich mich in der Zeit vor dem Narkoseeingriff verhalten sollte.	O	O	O	O
19.	Der Anästhesist soll mir Hinweise geben, wie ich mich in der Zeit nach dem Narkoseeingriff verhalten sollte.	O	O	O	O

Sie haben nun den ersten Fragebogen ausgefüllt. Bitte vergessen Sie nicht, auch den zweiten Fragebogen nach dem Narkosegespräch zu beantworten. Vielen Dank!

7.1.2 Fragebogen nach dem Prämedikationsgespräch: „Post-Fragebogen"

Datum:_____ Code:_____

Sie haben nun mit Ihrem Anästhesisten Ihr Narkosegespräch geführt. Bitte füllen Sie nun den folgenden Fragebogen aus. Vielen Dank!

		überhaupt nicht	ein wenig	ziemlich	sehr
1.	Ich fühle mich angespannt.	O	O	O	O
2.	Ich bin aufgeregt.	O	O	O	O
3.	Ich bin besorgt, dass etwas schiefgehen könnte.	O	O	O	O
4.	Ich bin beunruhigt.	O	O	O	O
5.	Ich bin nervös.	O	O	O	O
6.	Ich habe Angst vor der Anästhesie.	O	O	O	O
7.	Ich habe Angst vor der Operation.	O	O	O	O
		trifft nicht zu	trifft weniger zu	trifft eher zu	trifft ganz zu
8.	Das Gespräch mit dem Anästhesisten hat meine Angst verringert.	O	O	O	O
9.	Durch das Gespräch mit dem Anästhesisten habe ich nun das Gefühl, besser über die Anästhesie Bescheid zu wissen.	O	O	O	O

10. Meine Erwartungen an das Narkosegespräch wurden bezüglich folgender Aspekte erfüllt:

		trifft nicht zu	trifft weniger zu	trifft eher zu	trifft ganz zu
10a.	Informationen zum Ablauf der Anästhesie	O	O	O	O
10b.	Informationen zu den Risiken und Komplikationen der Anästhesie	O	O	O	O
10c.	Informationen dazu, was mit mir nach der Anästhesie geschieht (Aufwachraum/Intensivstation)	O	O	O	O
10d.	Informationen dazu, wie ich mich in der Zeit vor dem Narkoseeingriff verhalten sollte	O	O	O	O
10e.	Informationen dazu, wie ich mich in der Zeit nach dem Narkoseeingriff verhalten sollte	O	O	O	O

Haben Sie noch Anregungen oder weitere Informationen für uns? In diesem Fall nutzen Sie bitte die folgenden Zeilen, um sie uns mitzuteilen.

_____

_____

_____

Wir bedanken uns sehr für Ihre Teilnahme!

7.1.3 Interview-Leitfaden und Fragen zur medizinischen Informationsgewinnung

Code:_____   Studientag:_____

Interview-Leitfaden

- Patient meldet sich in der Prämedikationsambulanz an, nimmt im Wartesaal Platz und wird als möglicher Studienteilnehmer identifiziert
- Patient wird auf die Studie angesprochen
- → falls der Patient an der Studie nicht teilnimmt: Grund der Verweigerung oder Verhinderung oder „Patient nicht erreicht" (s. Liste).
- → falls der Patient die Teilnahme an der Studie bewilligt: kurze mündliche Erläuterung der Studie mit Einweisung in die Fragebögen. Der Patient wird explizit darauf angewiesen, dass er den Prä-Fragebogen vor dem Narkosegespräch ausfüllen soll. Der Post-Fragebogen wird ihm mitgegeben, welcher nach dem Gespräch beantwortet wird.
- Der Patient füllt den Prä-Fragebogen aus
- Der Patient wird aufgerufen und betritt das Arztzimmer mit den Bögen, nochmals folgt die Erinnerung, den Post-Fragebogen nach dem Verlassen des Zimmers auszufüllen und mich als Erstes nach dem Verlassen des Zimmers aufzusuchen.
- Das Narkosegespräch ist beendet, der Patient verlässt das Zimmer, ich gehe auf ihn zu.
- Beantworten **der Fragen zur medizinischen Informationsgewinnung**:

1. In welchem Fachgebiet werden Sie operiert?

    ○ Gynäkologie   ○ Urologie   ○ Allgemeinchirurgie   ○ Hals-Nasen-Ohren-Heilkunde

2. In wie vielen Tagen findet Ihre Operation statt?

    In _____ Tagen.

3. Welche Art von Anästhesie wird bei Ihnen durchgeführt?

    ○ Lokalanästhesie   ○ Vollnarkose   ○ Kombination der Vollnarkose und der Lokalanästhesie   ○ Weiss ich nicht

4. Wie lautet die Hauptdiagnose, weswegen Sie operiert werden?

    ○ _____   ○ Weiss ich nicht

4. Wurde bei Ihnen eine Videoaufklärung durchgeführt?

    ○ Ja   ○ Nein   ○ Weiss ich nicht

- Der Patient füllt den Post-Fragebogen aus
- Der Fragebogen wird eingesammelt und mit allen zugehörigen Blättern abgeheftet.

7.1.4 Bogen zur Erfassung der Nichtteilnahme

Studientag:_____

Patientenanzahl

- Anzahl der Patienten pro Tag, die insgesamt in der Prämedikationsambulanz waren:_____.
- Anzahl der Patienten pro Tag, die aufgrund der Einschlusskriterien als potenzielle Studienteilnehmer ausgewählt werden:_____.
- Anzahl der tatsächlichen Studienteilnehmer pro Tag:_____.

Nichtteilnahmegrund

	Verweigerung	Anzahl
1.	Kein Interesse	
2.	Zweifel am Nutzen, Sinn von med./epid. Studien	
3.	Misstrauen hinsichtlich des Datenschutzes	
4.	Verweigerung wegen Dauer der Studie	
5.	Verweigerung wegen Vorbehalt wegen Fragebogen	
6.	Verweigerung ohne Angabe von Gründen	
7.	Andere Begründung für Verweigerung	
8.	Die Teilnahme an der Studie verstärkt zu sehr meine Angst vor der Operation	
9.	Die Teilnahme an der Studie verstärkt zu sehr meine Angst vor der Anästhesie	
	Verhinderung	**Anzahl**
10.	Zeitmangel wegen Diagnostik	
	11. Der Patient fühlt sich zu krank	
a.	aufgrund neurologisch – kognitiven Störungen	
b.	aufgrund schwerer körperlicher Einschränkungen und Schmerzen	
c.	aus psychopathologischen Gründen	
	Sonstige Nichtteilnahmegründe	**Anzahl**
12.	Proband wird nicht persönlich erreicht	